セラピストのためのハンズ
# 姿勢アセスメント

著
Jane Johnson

監訳
武田　功
弓岡光徳

訳
奥村　裕
金澤佑治
弓岡光也
弓岡まみ

POSTURAL
An illustrated guide of 79 steps
HANDS-ON GUIDES FOR THERAPISTS
ASSESSMENT

医歯薬出版株式会社

# 訳者一覧

監訳者：

武田　功（たけだ　いさお）　大阪人間科学大学人間科学部理学療法学科
弓岡　光徳（ゆみおか　みつのり）　大阪人間科学大学人間科学部理学療法学科

訳　者：

奥村　裕（おくむら　ゆう）　大阪人間科学大学人間科学部理学療法学科（第1章）
金澤　佑治（かなざわ　ゆうじ）　大阪人間科学大学人間科学部理学療法学科（第2章）
弓岡　光徳（ゆみおか　みつのり）　大阪人間科学大学人間科学部理学療法学科（第3, 4章, 姿勢評価表）
弓岡　光也（ゆみおか　こうや）　小波瀬病院診療技術部リハビリテーション科（第5章）
弓岡　まみ（ゆみおか　まみ）　大阪人間科学大学人間科学部理学療法学科（第6章）

（訳順）

# Postural Assessment

## Hands-On Guides for Therapists

### Jane Johnson, MCSP, MSc
The London Massage Company

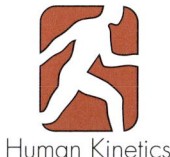
Human Kinetics

**Library of Congress Cataloging-in-Publication Data**

Johnson, Jane, 1965-
  Postural assessment / Jane Johnson.
     p. ; cm. -- (Hands-on guides for therapists)
  Includes bibliographical references.
  ISBN-13: 978-1-4504-0096-1 (soft cover)
  ISBN-10: 1-4504-0096-5 (soft cover)
 1. Posture--Physiological aspects. 2. Mind and body. I. Title. II. Series: Hands-on guides for therapists.
  [DNLM: 1. Posture--physiology. 2. Musculoskeletal Diseases--diagnosis. 3. Musculoskeletal Diseases--prevention & control. 4. Musculoskeletal Manipulations. 5. Postural Balance. WE 103]
  RA781.5J64 2012
  613.7'8--dc23

2011013626

ISBN-10: 1-4504-0096-5 (print)
ISBN-13: 978-1-4504-0096-1 (print)

Copyright © 2012 by Jane Johnson

This book is copyrighted under the Berne Convention. All rights are reserved. Apart from any fair dealing for the purposes of private study, research, criticism, or review, as permitted under the Copyright, Designs, and Patents Act 1988, no part of this publication may be reproduced, stored in a retrieval system, or transmitted in any form or by any means, electronic, electrical, chemical, mechanical, optical, photocopying, recording, or otherwise, without prior written permission of the publisher.

Notice: Permission to reproduce the following material is granted to instructors and agencies who have purchased *Postural Assessment:* pp. 142-153. The reproduction of other parts of this book is expressly forbidden by the above copyright notice. Persons or agencies who have not purchased *Postural Assessment* may not reproduce any material.

**Acquisitions Editors:** Loarn D. Robertson, PhD, and Karalynn Thomson; **Developmental Editor:** Amanda S. Ewing; **Assistant Editors:** Kali Cox and Brendan Shea; **Copyeditor:** Patsy Fortney; **Permissions Manager:** Dalene Reeder; **Graphic Designer:** Nancy Rasmus; **Graphic Artist:** Dawn Sills; **Cover Designer:** Keith Blomberg; **Photograph (cover):** Courtesy of Emma Kelly Photography; **Photographs (interior):** Courtesy of Emma Kelly Photography; **Photo Asset Manager:** Laura Fitch; **Visual Production Assistant:** Joyce Brumfield; **Photo Production Manager:** Jason Allen; **Art Manager:** Kelly Hendren; **Associate Art Manager:** Alan L. Wilborn; **Illustrations:** © Human Kinetics; **Printer:** United Graphics

All rights reserved. Except for use in a review, the reproduction or utilization of this work in any form or by any electronic, mechanical, or other means, now known or hereafter invented, including xerography, photocopying, and recording, and in any information storage and retrieval system, is forbidden without the written permission of the publisher.

# 監訳の序

　人の姿形は，誰でも基礎的な知識がなくても，観察者の目を通して「観察」することによってなされる．しかし，姿勢を評価するには，単に「観察」するだけでなく，最新鋭の機器を利用したり，例え原始的でも観察者の鋭い目で観察した視覚情報を分析し，解釈することによってなされている．

　この『姿勢アセスメント（Postural Assessment）』は，姿勢と全身および局所の各部との関連性を観察し，分析することによって明らかにされる．例えば，姿勢の変形による不均衡は，精神・心理的ストレス，筋・筋膜の不均衡，関節可動域の制限，関節の不安定性，痛みや不快感による機能不全などが要因となり引き起こされる．

　本書は，こうした姿勢の評価に関して，姿勢の定義から立位と座位における静的な姿勢評価のための検査手段としての評価までを可能にした技術書である．

　また，本書の特筆すべきは，医療，看護，福祉，スポーツ系の初心者から専門家のための姿勢評価の実践書として忙しい臨床においても役立つように評価を迅速に行えるようにしたことである．さらに付録においては，学習段階の理解を深められるように，各章末に質問を載せている．

　最後に，本書の翻訳に対して，読者の皆様からのご批判やご助言をお願いする次第である．

　なお，本書の出版に際し訳者諸氏と完成まで根気よく付き合ってくれた医歯薬出版の各位に深く感謝申し上げる．

平成26年

武田　功

この本を2つのグループの人に捧げる．まず，姿勢評価のワークショップに参加してくれた多くのボディワーカー（bodyworker）に捧げる．そして，姿勢や身体の類似点，相違点をより良く学べるように下着姿で立ってくれたことに感謝する．また，皆様の疑問によって長年このことについて興味を持ち続けられたことに感謝する．つぎに，この本を手にとる姿勢評価に不慣れなすべての人にこの本を捧げる．そして，2つの助言を与える．姿勢評価をはじめなければならない，しかし，この本の内容に同意する必要はない．

# シリーズ全体の序文

　マッサージは，今日使われるもっとも古い治療法の一つであるかもしれない．現在，多くのセラピストは，以前にも増して絶えずマッサージ技術を広める活動をしている．これらの技術の多くは，マッサージ師養成校の課程内で教えられている．現在必要なのは，クライエントにマッサージ治療を行うために必要な技術を教えること，臨床的，教育的なより良い教材を提供することである．Human Kinetics 社はこれを考慮し，セラピストのためのハンズ・オンガイドを出版した．

　セラピストのためのハンズ・オンガイドシリーズは，マッサージセラピストの領域において，評価や治療の特別な手法を提供している．例えば，オステオパシー（osteopath）やフィットネスのインストラクターなどのボディワーカーにとって有用となるかもしれない．シリーズの各本は，クライエントに対する技術を伝えるための段階的なガイドである．各本はあらゆる技術をフルカラーの写真にて例示している[注]．

　助言の箇所では，技術が正確に実行されるのを助ける，役に立つアドバイスを提示している．そして，クライエントについての話の箇所では，特定の問題があるクライエントに対して技術をどのように使うことができるかという例を含んでいる．各本を通して，知識と技術を確かめる質問を載せてある．資格取得試験にパスしようとする場合には，特に有効になるだろう．それに対する解答も記載した．

　以前に学んだ技術に磨きをかける時や，必要な技術を習得し養成課程に合格しようとする時に，あなたはセラピストのためのハンズ・オンガイドシリーズを活用するかもしれない．また，あなたはより良いマッサージ治療を学生とともに探している指導教員であるかもしれない．このシリーズは，理論から実践への移行を容易にできるよう，学習しやすいように段階的に書かれている．セラピストのためのハンズ・オンガイドシリーズには，マッサージ治療を真剣に考えているすべての人が必要とする非常に重要な情報を載せてある．

　[注] 日本語版は2色刷である．

# 序文

　学生または専門家であるかにかかわらず，理学療法，オステオパシー，カイロプラクティック，スポーツマッサージ，スポーツ療法，または，ヨガ，ピラティス，フィットネス指導者などのすべてのボディワークに関わる仕事をする人は，全体的な評価の一部として，姿勢評価を行うことの大切さを認識しているだろう．姿勢評価は，筋，筋膜の不均衡があるかどうかや，この不均衡がクライエントの痛みや機能不全の要因となっているかどうかを決定する助けとなる．

　筋，筋膜の不均衡による姿勢を評価することは多くのセラピストによって必要とされる技術である．しかしこれまで，この評価について専門家たちを支援するための情報がほとんどなかった．『姿勢アセスメント（Postural Assessment）』は，観察によって自信をもって的確に評価することができる有効な方法を総合的に助言し，利用者が親しみやすいガイドとして作られている．本書は，姿勢と身体のさまざまな部分との関係性を明らかにすることを重視し，それらの関係性が痛みや不快感を引き起こすことに関与するかどうか，関節可動域の増減が関節の安定性に影響を及ぼすかどうかなど，有益な情報となるよう目指している．また，立位と座位の静的な姿勢評価に重点をおいている．姿勢評価の検査手段として，全くの初心者のために書かれており，どのように一般的によくある姿勢を確認するのか，どのように観察したことを理解すれば良いのかといった，なにをどのようにみるべきかを考えることが本書によってできるようになるだろう．

　本書は，2つの部分で構成されている．第Ⅰ部では，姿勢評価をなぜ行うのか，誰に対して行うべきか，いつどこで行うべきか，行うメリットはなにか，などの疑問に対し，どのように姿勢評価を開始し，答えを導き出すのかを説明している．導入部分では姿勢に影響を及ぼす因子や理想的な姿勢について学習すると同時に，どのように姿勢評価を行う環境を作るのか，どのような機材が必要か，どれくらいの期間，なぜ，どのように所見を記録するかを述べている．線画は骨のランドマークを示しており，これは後の章のなかでも使用する．

　第Ⅱ部では，姿勢評価の基本について，どこで開始し，なにを観察すれば良いのかを説明している．クライエントを後方，側方，前方，もしくは座位から観察し，各章を同じ形式で構成した．身体の一部は線画で示され，その部位を評価する方法が簡潔に述べてあり，それに続いて，所見の意味を説明している．例えば，クライエントの肩関節が内転していれば，どの筋が短縮しているのか，どの筋が伸張され弱化しているのか，といった評価結果がなにを意味するか説明している．所見の意味の箇所では，さまざまな姿勢が示唆する，その姿勢に影響を与える基本的な筋系について説明している．それらは実際にクライエントを観察した時に関連づけるのに役立つだろう．

第Ⅱ部の第3～6章を通して，各姿勢がなにを意味するのかについて述べている．その理由は，筋がどのように機能するか，伝統的な仮定に基づいて姿勢を分析するためである．専門家として自分自身の経験に基づいて，他の多くのことよりもいくつかの提案を重視している．これらのことは，自分自身の考えを発展させる出発点となるのに役立つだろう．筆者の経験において，ボディワーカーはクライエントの評価方法と治療方法の両方を著しく変化させているので，第Ⅱ部の説明に賛同できないかもしれない．多くの評価STEPでは，これらの説明の根拠を示すことができるように，簡単に行えるテストを掲載している．例えば，肩甲骨が前方突出している人は，菱形筋が伸張され弱化して，前方の胸筋が短縮している可能性があるなど，所見がなにを意味するのか，どのようにすれば確認することができるのかを率直に疑問に思ってほしい．おそらくさらに重要なのは，正しい姿勢のためになにをすべきで，なにをすることができるかであるが，それについては本書では言及していない．本書は，観察を行うことを目的としており，所見からなにをするかということを目的とするものではないからである．

　姿勢評価に関してこのテキストをまとめることは，興味深い過程であった．筆者は，筋骨格解剖学と生理学について伝統的な見解を支持する教育者に就いていた．それゆえ，手技の中心にはこの知識が活かされている．しかしながら，個々の筋が働く方法について，伝統的な見解に対する疑問であっても，解剖学や生理学分野の進歩には注意を払う必要がある．姿勢評価に関して，結論を決定づけるために情報を探すことをお勧めする．例えば，"Anatomy and Actions of the Trapezius Muscle" Johnson, Bogduk, Nowitzke, and House（1994）の論文では，僧帽筋の作用についての誤った考えに異議を唱え，どのようにして慣例的に叙述されたのか44頁にわたる考案を行っている．もう一つ最近の論文においては，Thomas Myerら（2001）が腰筋が股関節の屈曲や胸腰部の回旋に関与するかどうかを疑問視している．

　付録では，見解を記録するためのすべての表を掲載している．これらの表には，立位や座位で，前方，側方，後方からの姿勢評価を行う際に各STEPを通して観察した結果を書き込む部分がある．

　他のセラピストのためのハンズ・オンガイドシリーズと同様に，段階的な形式によって助言するとともに評価を迅速に行えるようになっている．各章の最後には，自分の学習段階がテストできるように質問を載せている．このシリーズの他の本とは違い，本書では，解剖学的な関係について理解しやすいように，写真よりも主に単純な線画を使用している．

　セラピストはクライエントを全体的に捉え，身体の一部と他の部分がどのように関連しているのか，どのように身体機能が相互に関係しているのかを評価する必要がある．新しい技術を推し進めようとする時，セラピストはすべての情報を理解しようとし，困惑させられる．したがって，本書では，身体の評価を区分化して行っていることを許してほしい．これについての評価手順は，情報を理解しやすいように小さくまとめている．どのような職業であっても，身体をより良い状態にして人を助ける仕事に関わる人には，本書の価値を理解してもらいたい．

# 謝辞

　はじめに，姿勢評価の本についてのアイデアが良いと思ってくれた Human Kinetics 社の前編集者である John Dickinson に感謝する．また，アイデアを気に入り，正式に提案を受け入れてくれた Loarn Robertson に感謝する．

　最終的に掲載されなかった写真も含め，この本のために撮影を引き受けてくれた被検者の皆様の恩恵も受けている．読者に理解してもらえるように多くの写真からより良い写真を選択する必要があり，この選択なしではこの本は完成しなかったであろう．夕暮れのロンドンにおいて，下着姿で長い間，撮影に協力してくれた皆様の寛大さに感謝する．

　加齢による姿勢への影響を，写真で実証してくれた両親の Bruce Robertson と Patricia Robertson には深く感謝したい．また，すぐに撮影を承諾してくれた Siva Rajah とその撮影を手伝ってくれた Tatina Semprini，お願いした通り熱心でユーモアある写真撮影を実行してくれた Emma Kelly に感謝の意を表する．警察官というあなたの職業が，再度一緒に仕事することを妨げないように望んでいる．

　原稿を読んで意見をくれた以下の人に感謝したい．理学士〔BSc（Hons）〕でオステオパシー博士（DO, osteopath）である Cameron Reid とオステオパシー専攻の4年生である Zara Valentine と Jason Bianchi に感謝したい．

　また，表紙の写真[注]の作成に協力してくれたモデルの Richard Lewis とロンドンの美しいスタジオでの撮影を許可してくれた SAS Martial Arts Academy の Sifu Andrew Sofos の2人に感謝を述べたい．

　最後に，本書をまとめるのを手伝ってくれた Human Kinetics 社のスタッフ，Loarn Robertson, Amanda Ewing, Brendan Shea, Kali Cox, Nancy Rasmus, Dawn Sills に感謝する．

[注] 日本語版は表紙を変更している．

# 目　次

監訳の序 ……………………………………………………………… v
シリーズ全体の序文 ………………………………………………… vii
序文 …………………………………………………………………… viii
謝辞 …………………………………………………………………… x

## 第Ⅰ部　姿勢評価入門　　1

### 第1章　姿勢評価の序論　3
1. 姿勢とはなにか？ ───────── 3
2. どのような因子が姿勢に影響を及ぼすか？ ───────── 6
3. 理想的な姿勢はあるか？ ───────── 6
4. なぜ姿勢評価を行うか？ ───────── 9
5. 誰に姿勢評価を行うか？ ───────── 11
6. どこで姿勢評価を行うか？ ───────── 12
7. いつ姿勢評価を行うか？ ───────── 12
8. おわりに ───────── 13
■Quick Questions ───────── 13

### 第2章　姿勢評価の準備　15
1. 必要な道具 ───────── 15
2. 所要時間 ───────── 16
3. 姿勢評価のSTEP ───────── 16
4. 標準的アライメント ───────── 18
5. 所見の記録 ───────── 22
6. 注意事項と安全管理 ───────── 24
7. おわりに ───────── 25
■Quick Questions ───────── 25

## 第Ⅱ部　姿勢評価を行う　　27

### 第3章　後方からの姿勢評価　29
1. 上半身 ───────── 31
- STEP・1　両耳の位置関係 ………… 31
- STEP・2　頭頸部の傾斜 ……………… 32
- STEP・3　頸椎の回旋 ………………… 33
- STEP・4　頸椎のアライメント ……… 34
- STEP・5　肩の高さ …………………… 36
- STEP・6　筋の大きさと筋緊張 ……… 37
- STEP・7　肩甲骨の内転と外転 ……… 38
- STEP・8　肩甲骨下角 ………………… 40
- STEP・9　肩甲骨の回旋 ……………… 41
- STEP・10　翼状肩甲骨 ………………… 42
- STEP・11　胸椎 ………………………… 44
- STEP・12　胸郭 ………………………… 45
- STEP・13　皮膚のしわ ………………… 46
- STEP・14　上肢の肢位 ………………… 47
- STEP・15　肘の肢位 …………………… 48
- STEP・16　手の肢位 …………………… 49
- STEP・17　その他の観察 ……………… 50

2. 下半身 ───────── 51
- STEP・1　腰椎 ………………………… 51
- STEP・2　腸骨稜 ……………………… 52
- STEP・3　上後腸骨棘 ………………… 55
- STEP・4　骨盤の回旋 ………………… 56
- STEP・5　殿部のしわ ………………… 57
- STEP・6　大腿の大きさ ……………… 59
- STEP・7　内反膝と外反膝 …………… 60
- STEP・8　膝関節の後部 ……………… 61
- STEP・9　ふくらはぎ（腓腹部）の大きさ … 62
- STEP・10　ふくらはぎ（腓腹部）の正中線 … 63
- STEP・11　アキレス腱 ………………… 65
- STEP・12　内果と外果 ………………… 66
- STEP・13　足部の肢位 ………………… 68
- STEP・14　その他の観察 ……………… 68
■Quick Questions ───────── 69

## 第4章　側方からの姿勢評価　71

### 1. 上半身 ── 72
- STEP・1　頭部の肢位 …………… 72
- STEP・2　頚椎 ………………… 73
- STEP・3　頚椎と胸椎の連結部 …… 74
- STEP・4　肩の肢位 …………… 75
- STEP・5　胸郭 ………………… 77
- STEP・6　腹部 ………………… 78
- STEP・7　腰椎 ………………… 80
- STEP・8　その他の観察 ………… 82

### 2. 下半身 ── 83
- STEP・1　骨盤 ………………… 83
- STEP・2　筋の大きさ …………… 85
- STEP・3　膝関節 ……………… 86
- STEP・4　足関節 ……………… 89
- STEP・5　足部 ………………… 90
- STEP・6　その他の観察 ………… 91

### 3. 全体的姿勢を比較すること ── 92
### ■Quick Questions ── 94

## 第5章　前方からの姿勢評価　95

### 1. 上半身 ── 96
- STEP・1　顔面 ………………… 96
- STEP・2　頭部の肢位 …………… 97
- STEP・3　筋緊張 ……………… 98
- STEP・4　鎖骨 ………………… 99
- STEP・5　肩の高さ …………… 100
- STEP・6　丸まった肩 ………… 101
- STEP・7　胸部 ………………… 102
- STEP・8　運搬角 ……………… 103
- STEP・9　上肢 ………………… 104
- STEP・10　手と手関節 ………… 105
- STEP・11　腹部 ……………… 106

### 2. 下半身 ── 107
- STEP・1　骨盤の側方傾斜 …… 107
- STEP・2　骨盤の回旋 ………… 108
- STEP・3　足の肢位 …………… 110
- STEP・4　筋の大きさ ………… 111
- STEP・5　外反膝と内反膝 …… 112
- STEP・6　膝蓋骨の肢位 ……… 113
- STEP・7　膝関節の回旋 ……… 114
- STEP・8　Q角 ………………… 116
- STEP・9　脛骨 ………………… 117
- STEP・10　足関節 …………… 118
- STEP・11　足部の肢位 ……… 119
- STEP・12　扁平足と凹足 …… 120
- STEP・13　その他の観察 …… 121

### 3. 全体的観察：体型 ── 122
### ■Quick Questions ── 123

## 第6章　座位の姿勢評価　125

### 1. 後方からの観察 ── 126
- STEP・1　頭頚部の肢位 ……… 127
- STEP・2　肩の高さ …………… 128
- STEP・3　胸部 ………………… 129
- STEP・4　股関節と大腿部の肢位 … 130
- STEP・5　足部の肢位 ………… 130

### 2. 側方からの観察 ── 131
- STEP・1　頭頚部の肢位 ……… 131
- STEP・2　胸部 ………………… 132
- STEP・3　肩の肢位 …………… 133
- STEP・4　腰椎, 骨盤, 股関節 … 134
- STEP・5　膝関節 ……………… 134

### ■Quick Questions ── 134

## 付録：姿勢評価表　135
- 後方からの姿勢評価表 ………… 136
- 側方からの姿勢評価表 ………… 140
- 前方からの姿勢評価表 ………… 143
- 座位の姿勢評価表 ……………… 146

## Answers to Quick Questions　149
- 第1章 …………………………… 149
- 第2章 …………………………… 149
- 第3章 …………………………… 149
- 第4章 …………………………… 150
- 第5章 …………………………… 150
- 第6章 …………………………… 150

参考文献 …………………………… 151
著者について ……………………… 153

# 第I部

# 姿勢評価入門

　姿勢評価に関してなにか疑問があるだろうか？　第I部の2つの章では姿勢評価のための準備をする．第1章では姿勢とはなにか？　どのような因子が姿勢に影響を及ぼすか？　について述べる．また，いつ，どこで，なぜ姿勢評価が必要であるかを調べる前に，理想的な姿勢があるかどうかを議論する必要がある．第2章の情報は評価の準備に役立つだろう．評価するにあたってどのくらいの時間が必要か，どのような器材を使用するか，標準的または理想的な姿勢アライメントに関する要点，それに加えて，所見を記録する際の助言について学習する．両章とも扱われている主題の理解をテストするために，最後に質問を載せている．

# 第1章

# 姿勢評価の序論

　『姿勢アセスメント（Postural Assessment）』へようこそ．この魅力的な主題に関していくつかの疑問に答えることからはじめよう．例えば，姿勢という用語はなにを意味しているのか，なぜ姿勢評価をしなければならないのか．いつどこで評価されなければならないのか．器材を必要とするか．この章ではこれらの疑問に答え，姿勢に影響を及ぼしている因子を調べる．この主題に慣れていない場合，読みはじめる前にこの章の終わりにある5つの質問をみても良いかもしれない．そうすることで情報の一部を忘れないでいられるだろう．

## 1. 姿勢とはなにか？

*What Is Posture?*

　誰でも良くない姿勢をとるように頼むと，たいてい肩甲骨を前方突出させ，胸椎の後弯を誇張するように背中を丸めた，うつむいた姿勢をとる．良い姿勢をとるように頼むと，ほとんどの人は無意識に身体を伸ばし，軍隊式に顎を引き，肩甲骨を後退し下制させた姿勢をとる．明らかに多くの人たちにとって姿勢という用語は，意識的か無意識的かにかかわらず，自分自身の身体を保つ方法であり，全身の肢位のことである．芸術的には美的な効果のために意図的に保つ，ポーズのことであるかもしれない．

　良い姿勢は特定の身体部位のアライメントを良い状態に維持する必要がある．不良姿勢は多くの場合，筋骨格の痛み，関節の可動域制限や全身の不快感の原因とされている．例えば，理学療法，マッサージ，オステオパシー，カイロプラクティックのなかで使用される場合，姿勢という用語は解剖学的な身体部分の配列がどのようにうまく配列されているか，されていないかなど身体のさまざまな部分の関係をより正確に説明している．ボディワーカーは脊柱側弯や外反膝のような姿勢の用語に精通している．その用語は先天的，遺伝的な姿勢や，背中を丸めた姿勢で長時間座っていることに起因する増大した胸椎後弯など，習慣によるものと想定される姿勢を説明するのに使われている．

　姿勢は身体の外傷が新しいか古いか，病状が軽度か重度かなど，外傷の状態を知る手掛かりとなるだけでなく，自信があるかどうか，どのくらい活力があるか，意欲的であるかどうか，不安や緊張，リラックスしているかどうかも知る手掛かりとなる．興味深いことに，私たちはたいてい感情と同じような姿勢をとる．

　自信があり，やる気のある楽観的な10人を観察すると，そのほとんどが背中を伸ばし，胸を張り，

# 第1章 姿勢評価の序論

## 姿勢評価

　ここに3人の人がいる．1人は胸部手術を受けた人，1人は過剰な関節の動きがみられる人，もう1人は，股関節外旋筋が非常に短縮している人である．写真のどの人のことなのかわかるだろうか？

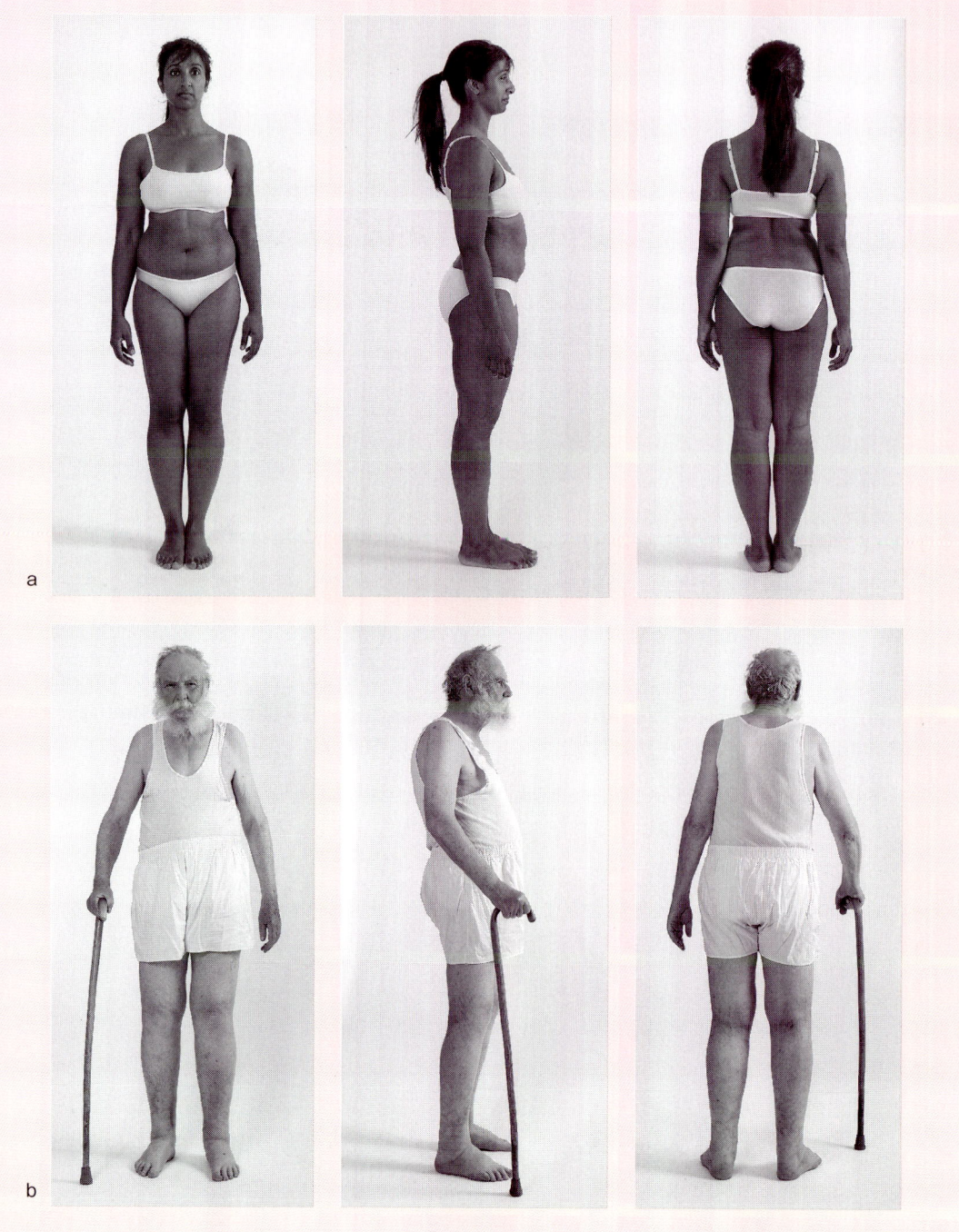

1. 姿勢とはなにか？

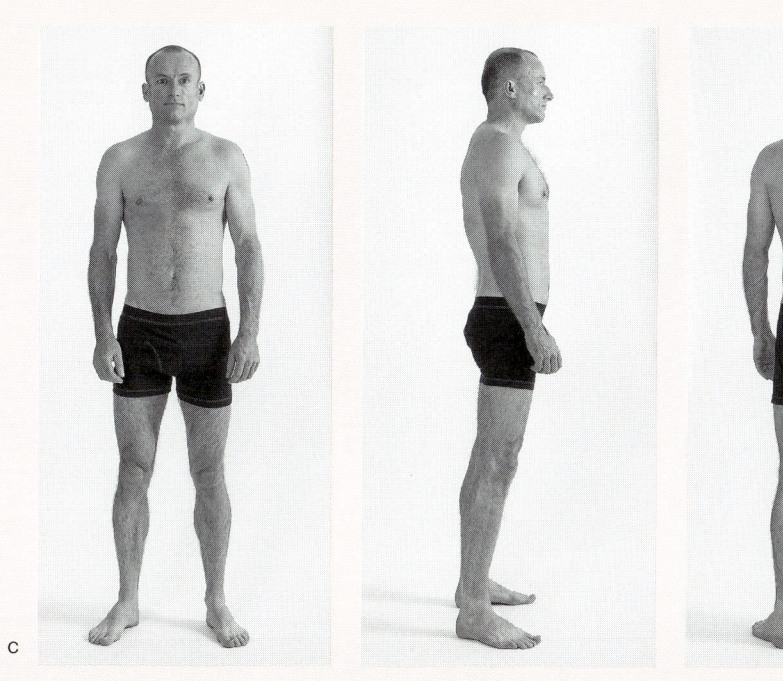
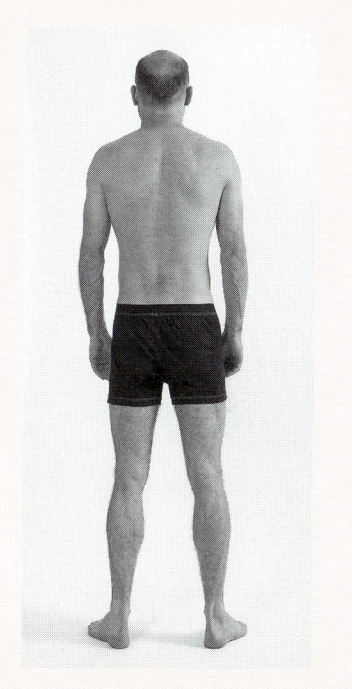

a. 過剰な関節の動きのある人，b. 胸部手術を受けた人，c. 股関節外旋筋が短縮している人

　頭を上げて，下肢を広げた直立姿勢で，広い支持基底面であることに気づくだろう．彼らはにこにこして，好意的な表情をしている．対照的に，心配事があり，やる気がなく悲観的である10人を観察すると，一側下肢で体重を支持し，支持基底面は狭く（より不安定性にして）背中や腰を曲げ，視線は前ではなく床のほうを向いている．考え事をする時には顎に手をおいているかもしれないし，身を守るような態度をとり，片腕を胸にあてるか両腕を胸の前で組んでいるかもしれない．

　あなたが教師なら，クラスの学生に感情的な姿勢をとってもらうことができる．まず，負の感情と正の感情のどちらか一つを選ぶ．非常に心配している（または恐ろしい，不安，怒りなど）感情を表現してもらうように求める．クラス全員が同じ感情を表現することが重要である．彼らが1，2分の間になにをし，どんな態度をとるか注意してみる．つぎに，今，良いニュースを聞いたかのような行動をとってもらうように求める．再度，起こることを観察する．学生に負の感情を持続させないように，後で正の感情を選択するようにする．この時，学生に目を閉じて行うようにいうと，お互いをまねることを防ぐことができる．大多数の人が同じ感情に対して同じ姿勢をとることが数多くみられるだろう．

　本書は，クライエントの物理的な側面の分析を助けることを重視しているが，私たちのとる態度が，身体部分の単純なアライメントより多くのことを表すということを覚えておかなくてはならない．感知できないと思っている感情の状態は，物理的な形態という感知できるものと本質的にはつながっている

5

## 2. どのような因子が姿勢に影響を及ぼすか？
*What Factors Affect Posture?*

　セラピストとして姿勢に影響を及ぼす因子で，修正が可能なものを識別し，どの因子がクライエントにとって良い影響を及ぼすかを考慮する必要がある．セラピストもクライエントも全くなにもできない，姿勢に影響を及ぼすいくつかの因子があるかもしれない．表1.1に姿勢に影響を及ぼす因子の例を示す．おそらく，追加する必要のある項目を考えることができるのではないだろうか？

## 3. 理想的な姿勢はあるか？
*Is There an Ideal Posture?*

　遺体を解剖し比較すると，解剖学的にすべて同じではないということにすぐに気づくだろう．人には2つの肩甲骨があるが，烏口突起は異なる角度で突出し，肩峰も同じようにそれぞれ異なる．椎骨の棘突起もすべて同じ角度ではない．そして，軟部組織の違いはいうまでもなく，四肢の骨も，1つまたはそれ以上，反対側の四肢の骨よりも長い骨がある場合や，身体に対して不釣り合いに大きい足部や手がみられることもある．それゆえ，立位を保つために，生理学的な代償が必要であることはめずらしくない．したがって，「理想的な姿勢はあるか？」という問いの答えとして，すべての人にとって理想ではないが，理想的な姿勢はあるといえる．

　伝統的に理学療法，オステオパシー，カイロプラクティックの学生は直立した骨格標本（図1.1）とクライエントの姿勢を比較することによって，姿勢評価を学習する．中性的な骨格標本と比較してクライエントがどのくらい一致するかを後方，側方，前方から観察する．驚くことではないが，観察すると多くの姿勢は骨格標本であらわされるものとは異なる．

　姿勢評価の初期における優れた文献は，"Posture and Pain"（Kendall, Kendall, and Boynton, 1952）であり，これによる理想的な姿勢は「標準姿勢（standard posture）」とよばれた．その著者らは，このような姿勢は比較のための基礎を形成するが，平均的な姿勢ではなかったとすぐに指摘している．姿勢を理解するために画像を使用することは良い機会である．この方法の欠点の一つは身体を区分化することにつながるかもしれないということである．例えば，セラピストは理想的な姿勢と比較して，過度の頸椎前弯をもつクライエントを観察し，頸部に問題があると結論づけるかもしれない．それでも，どこに問題が生じているか，影響を及ぼしている因子はなにかを特定するためにクライエントの身体に対して広い視野をもつ必要がある．なぜなら，クライエントが運動時に痛み，不快感，制限を感じる身体部位が，必ずしも問題の原因であるとは限らないからである．局所的な構造を組み合わせる方法に焦点をあてすぎると，それらが全体としては同時に保たれているということを見落とす危険がある．セラピストは全体よりもむしろ，部分的にみることに集中する傾向がある．

　疾患や外傷の既往歴がないクライエントの頸部の過度の前弯に気づくことがあるだろう．後部の筋は固く短縮し，前部の筋は伸張され弱化しているかもしれない．したがって，頸部伸筋を伸張させること

## 3. 理想的な姿勢はあるか？

表 1.1　姿勢に影響を及ぼす因子

| 因子 | 例 |
| --- | --- |
| 構造的または解剖学的 | ■ 脊椎の全部または一部の側弯<br>■ 上肢または下肢の長骨の長さの違い<br>■ 余分な肋骨<br>■ 余分な椎骨<br>■ 組織におけるエラスチンの増加（靱帯の剛性の低下） |
| 年齢 | 年齢によって子どもの姿勢が異なるように，大人に成長するにつれて姿勢は著しく変化する |
| 生理学的 | ■ 気分が落ち込んだり，疲れた時と比較して，機敏で精力的に活動した時の姿勢は，一時的に少し変化する<br>■ 痛みや不快感は，それを最小限にするような姿勢をとるので，影響を及ぼす因子となる可能性がある．これは一時的であっても，それが維持されると長期的な姿勢変化につながる可能性がある<br>■ 例えば，出生前後の腰痛などの妊娠に伴う生理学的変化は一時的なものであるが，時として永続的な代償による姿勢変化をもたらす |
| 病理学的 | ■ 特に骨と関節が関与している疾患は，姿勢に影響を及ぼす．骨軟化症は内反膝を生じる可能性があり，四肢の関節を観察すると，しばしば関節炎であるとわかる<br>■ 痛みはその不快感を最小限にしようとする時，姿勢を変化させることにつながる．例えば，クライエントが頸椎捻挫後に保護的に肩を丸めた姿勢をとるかもしれないし，腹痛は脊柱の屈曲につながるかもしれない<br>■ 骨折の治癒における骨のアライメントの不良は，時に骨の輪郭の変化として観察されるかもしれない<br>■ 特定の病状では，筋緊張の増加または減少につながるかもしれない．例えば，脳卒中の患者は，四肢の筋緊張が増加したり，減少したりする<br>■ 骨粗鬆症によって高齢者は身長が縮む傾向があり，それは前かがみの姿勢に発展する．閉経後女性は骨粗鬆症を生じる可能性がある |
| 職業 | 肉体労働者なのか会社員なのか，よく動く仕事なのかデスクワークなのかについて考慮する必要がある |
| レクリエーション | 定期的にラケットを使ってスポーツする人と自転車競技者の間では，姿勢の違いを考慮する必要がある |
| 環境 | 寒いと感じる時と暖かいと感じる時はそれぞれ異なる姿勢をしている |
| 社会的および文化的 | あぐらをかいたり，しゃがむ動作が多い社会は，椅子に座る動作が多い社会とは異なった姿勢をとる |
| 感情 | ■ 通常，特定の気分の時にとる姿勢は一時的であるが，その感情が習慣化すると一時的ではなくなる．悲観している人や怒っている人の筋の緊張を考慮する必要がある<br>■ 疼痛を恐れて防御的な姿勢をとっているかもしれない |

によって，クライエントの頭部の位置を改善できると推測されるだろう．しかし，多くのクライエントの頸部の問題は，身体の他の領域の姿勢の不均衡に対処しなければ，持続するかもしれない．頸椎の過度の前弯は，多くの場合，胸部の後弯を伴う．胸部の後弯に対処しないままだと，頸部の前弯を修正するために治療を行ったにもかかわらず持続する可能性がある．これは脊柱後弯を代償するためには，頭部の（最終的には頸椎の）位置を修正する必要があるということである．そうでなければ視線は床を向いたままになってしまう．

　姿勢を観察する際に考慮すべきことは，身体各部の位置関係や骨のアライメントだけではない．最近，筋膜に関して多くの知識が向上して，身体の各部分がどのように連結しているのかが理解されるように

第1章 姿勢評価の序論

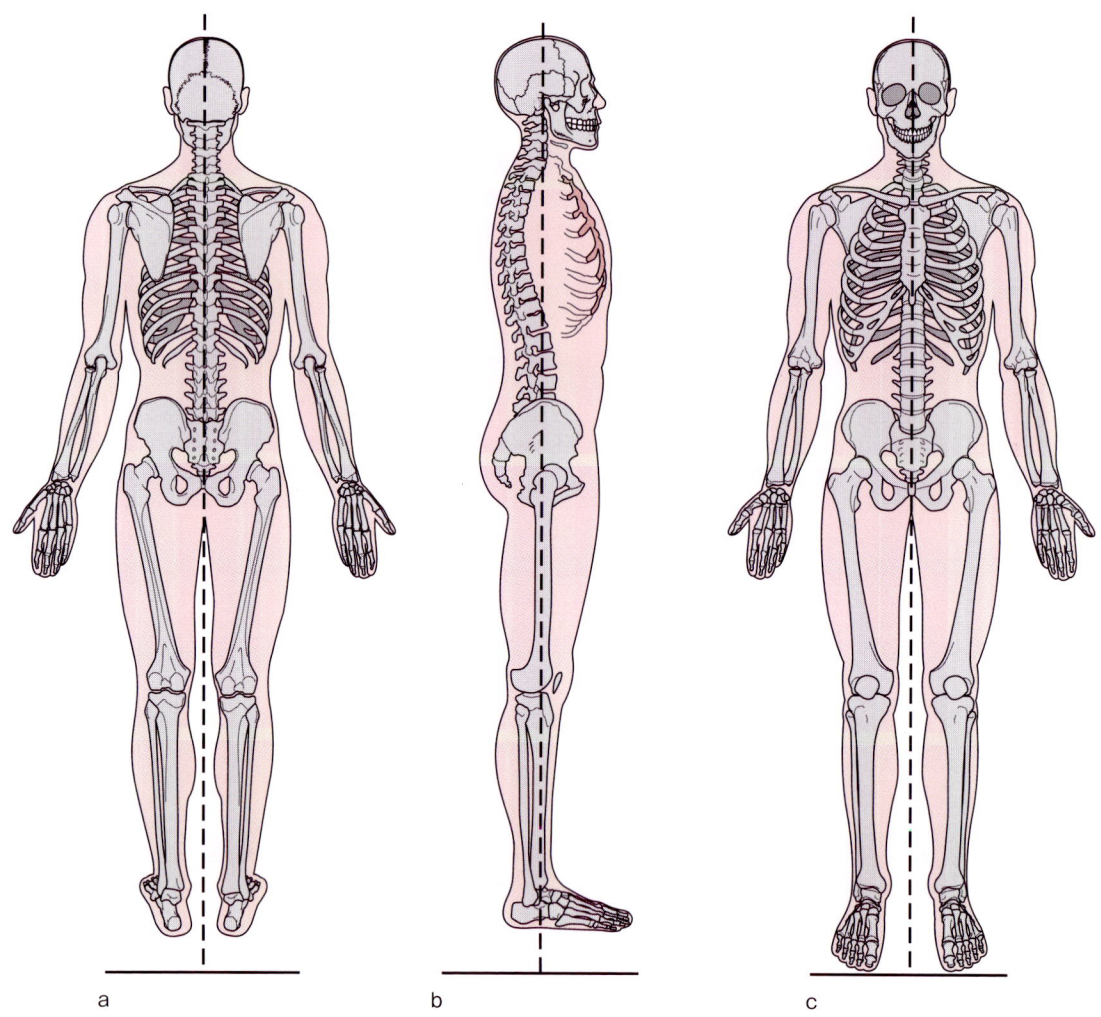

図1.1 理想的な姿勢の伝統的なイメージ：(a) 後方，(b) 側方，(c) 前方

なった．筋膜リリースの手技の支持者は，筋膜の制限を局在的な現象としてみることができないので，身体の一方でのアンバランスは他方の構造に影響を及ぼすとしている．姿勢評価と姿勢修正に対する筋膜の重要性に興味をもたれた人のために，"Fascial Release for Structural Balance"（Earls and Myers, 2010）と"The Nature of Fascia"（Schleip, 2008）を紹介する．

　筋膜の役割を理解することは，より良い姿勢評価につながる．筋膜は各部を連結して，身体全体を包んでいるので，観察者にとって筋膜にははじまりも終わりもない．したがって，伝統的な区分化による姿勢評価を行う時には，身体の多くの部分の筋膜の緊張を考慮する必要がある．とはいえ，どこからか評価をはじめなくてはならない．

# 4. なぜ姿勢評価を行うか？

*Why Should I Do a Postural Assessment?*

　姿勢評価を考慮する時の疑問の一つは，なぜはじめにそれをしたいと考えたのかということである．評価の背後にある理論的根拠はなんだろうか？　姿勢評価を行う主な理由は，情報の獲得，時間の節約，基準の確立，総合的な治療にある．順にこれらのポイントをみていこう．

## 1）情報の獲得

　はじめに，もっとも重要なのは，姿勢評価を行いクライエントの詳細な情報を得ることである．この点についての例を 3 つあげる．

### ■例 1

　クライエントは一般的によくみられる，背部と頚部の痛みを訴えている．多くのクライエントは，その痛みが机に向かったり，運転するなど長時間座ったままの「不良姿勢 (terrible posture)」に起因していると考えている．クライエントの痛みが，実際に習慣的な姿勢から生じるのか，または，それが他のことから生じるのかを知ることが大切である．さまざまな原因を識別することによって，作業姿勢の変更が有益になるかどうかを決定できるようになる．

### ■例 2

　クライエントはスポーツや身体活動を定期的に行っている．その 30 歳の男性は熱心なランナーであり，再発した膝関節の痛みを訴えている．痛みは下肢の肢位によって悪化していないだろうか？　ランナーで膝関節の痛みを引き起こす可能性のある因子として，扁平足，外反膝または脚長差がみられないだろうか？　クライエントを観察するが，問題ないように思われる．したがって，膝関節の痛みはトレーニングの質や量の結果である可能性が高いのではないだろうか？　時として姿勢評価をすることによって解剖学的原因を除外することができる．

### ■例 3

　肩関節の痛みを悪化させた 49 歳の女性の姿勢評価をする時に肩関節周囲筋の萎縮がみられた．外傷のないクライエントにおける，進行する関節可動域の減少を伴う肩関節周囲筋の萎縮について，可能な説明の一つに癒着性の関節包炎がある．観察から得た情報は明確な判断に関与する．そしてそれは後に適切な検査で立証される可能性があるが，間違いである可能性もある．姿勢評価は評価手順の一つの構成要素であることを念頭におきながら，現行のガイドラインに沿った評価手順のすべての構成要素を考慮する必要があり，どのような病状であるかの診断をすることが重要である．例えば，Hanchard ら (2011) が提示するガイドラインに従い，癒着性の関節包炎の診断を確認することもある．

　姿勢評価は瘢痕のような皮膚の傷跡を観察によってみつける機会でもある．経験のあるセラピストは，時々クライエントが瘢痕に慣れてしまい，手術をしたことを忘れ，例えば虫垂切除のような重要な手術について話すのを忘れるということを知っているだろう．小児期に骨折の治療を受けた成人は，治

療を受けたことを忘れているか，今起こっている症状との関係性がわからないので，治療のことを言い忘れることがある．古い瘢痕に気づき，それらについて言及することは，場合によっては関連性を証明する特別な情報を得るための良い方法である．

## 2）時間の節約

　姿勢評価を行う第2の理由は，結局はそれが時間を節約するということである．そうでなければ，クライエントの問題に関係のある事実を明らかにするまでに時間がかかるかもしれない．クライエントが治療を受けるために横になっている時には身体の部分間の関係を評価するのはより困難であるが，立ちあがると突然明らかになる．以下に，2つの例をあげる．

■例1

　あなたはタイプを打つ健康な人を治療するスポーツマッサージセラピストである．クライエントは右肩関節の前方の痛みを訴えている．立位と座位の姿勢評価を行うことによって，クライエントが腹臥位である時には，通常，両側の肩甲骨が前方突出するために気づかない，右の肩甲骨の著しい前方突出を認めた．

■例2

　クライエントは左足関節に痛みをもつ高齢の男性である．後方および前方から姿勢を観察すると，体重を等しく下肢で支えておらず，左足関節に痛みがあるにもかかわらず，左下肢にて支持しているようにみえる．また，左ふくらはぎの筋がわずかに大きい．問診をすると，クライエントは子どもの時，右足関節を骨折したことを思い出し，この足関節で体重を支えることに恐怖を感じていたことがわかった．骨折が完全に治っているとわかっていても，彼は常に左下肢によって体重を支えていたという．この情報によって，クライエントの左足関節の痛みを説明することができるだろう．すなわち，足関節の関節炎による痛みは，単に増加した体重支持により自然増加した関節へのストレスが原因であった．立位の観察によってみつけた左ふくらはぎがわずかに大きくなっていることから，腹臥位の状態や関節可動域測定法では観察されなかった，体重負荷の変化を観察することができ，重要な情報の一部がわかったのである．

## 3）基準の確立

　姿勢評価を行う第3の理由は，治療の効果を決定するかもしれない基準の指標を確立するのに役立つということである．クライエントに骨盤の肢位から生じる腰痛があれば，この姿勢を修正するための運動やストレッチを処方する．骨盤の肢位の変化が腰痛の原因であるかどうか，ある段階において痛みの変化があったかどうかを再評価する必要がある．多くのセラピストは，クライエントからの主観的なフィードバックを有効な基準指標としている．問題は不良姿勢の結果であると思われる場合，直接的なマッサージや運動もしくは間接的に処方された練習やストレッチは，クライエントの上半身の姿勢にどのような影響を与えているかを判断する必要がある．これは治療の介入前と介入後の姿勢を評価する方法である．これに関する詳細な情報については，12頁の「7．いつ姿勢評価を行うか？」を参照してほ

しい．

### 4）総合的な治療

　最後に，これまで評価の一部として姿勢分析を行っていることについて述べてきた．膝関節の問題，肩関節周囲炎（五十肩），頚椎捻挫（むち打ち症）をそれぞれ区別することなく，総合的に治療をするという思想によって，より完全な治療を提供できる．セラピストが，クライエントの健康と身体活動の状態の記録だけではなく，姿勢についての記録も残すことは当然である．

　皆さんは，すでに姿勢評価を行う多くの正当な理由を知っていると思うので，姿勢評価がもっとも有益であるクライエントを見極める必要がある．

## 5. 誰に姿勢評価を行うか？

*Who Should Have a Postural Assessment?*

　本書は，突然の外傷や長期の疾患によって病院に入院中のクライエントよりも，一般の活発な人や不活発で座ることの多い人を対象とすることを目的としている．姿勢評価はスポーツや治療的マッサージ，理学療法やオステオパシー治療を受けるすべてのクライエントに行うのが理想的である．もしあなたが筋力低下を起こしている筋の筋力強化を目的の一つとするフィットネス専門家や，おそらく筋を伸張させることを目的とするヨガの指導者であれば，姿勢評価をすることによって筋の不均衡を識別し，クライエントのためにもっとも効果的な運動や姿勢を構築することに役立つだろう．しかし，一部のクライエントでは，以下の例のように，姿勢評価が適当でない場合がある．

- 不安そうにしているクライエント
- 痛みまたは疾患のために立っていることができないクライエント
- 立っている時や立ちあがる時，または座る時に不安定なクライエント
- 評価の目的を理解していない，または姿勢評価を行うことを承諾していないクライエント
- 異なる評価方法のほうが有益であるクライエント

　不安そうにしているクライエントを担当する時，信頼関係を築くために姿勢評価を延期しても良いだろう．一度，信頼関係が確立されると，姿勢評価を含め，より完全な評価を行うことができる．痛みまたは疾患のために立っていることができないクライエントの姿勢を評価することは不適切である．それでも，座位でクライエントを評価することができることを覚えておくと良い（第6章，125頁参照）．姿勢評価は，場合によっては是認されるが，注意して行わなければならない．例えば，一般的な歩行補助具を使用していて，突然不安定になるような高齢者を評価するかもしれない．この場合，介助によって立っているクライエントを評価する必要があり，安全性も確保しなくてはならない．負傷して間もないクライエントを評価する時にも同様の注意が必要である．特に腰椎，骨盤，下肢に損傷があるクライエントは，荷重量や姿勢変化によって不快感を増加させるかもしれない．一部のクライエントは，姿勢評価においてセラピストが近づくことによって不安になる可能性がある．そのようなクライエントには意

図と評価目的を明確に説明しなければならない．

　姿勢評価は病院で非常に役立つことがある．例えば，突然脳卒中を発症したクライエントを評価することは有用である．しかしながら，そのようなクライエントは筋緊張が異常に増加したり，減少したりしている可能性があるので，本書の所見の意味では説明していない．所見の意味では，突然の外傷を負ったクライエントよりむしろ健康な人の姿勢の不均衡による影響について述べている．同様に，パーキンソン病のような変性疾患の人の姿勢を評価するために本書を使用したとしても役立つ情報が得られるが，疾患特有の評価方法を用いるほうが良いだろう．神経や筋系の正常な機能に影響を及ぼす疾患に苦しんでいるクライエントに対しては疾患に応じた評価方法を使用することで，より正確な評価が得られるだろう．

## 6. どこで姿勢評価を行うか？
*Where Can Postural Assessment Take Place?*

　通常，姿勢評価は下着姿で行う必要があるので，暖かいクリニックや治療室で行うのが最善である．しかし，長時間座位姿勢をとるクライエントについての重要な情報は，仕事中の座位姿勢を観察することによって得ることができる．この場合，クライエントは服を着て仕事をしているだろう．これはクライエントの関節の肢位をみるための多くの情報は得られないが，不良姿勢による骨格筋の痛みかどうかの全体的な印象を得ることには役立つだろう．

## 7. いつ姿勢評価を行うか？
*When Should Postural Assessment Be Done?*

　通常，姿勢評価は診察やいったんクライエントの病歴についての重要な情報を得た後に行われる．最初に病歴を聞いておくことが重要である．なぜなら，姿勢評価を行うかどうかの判断に影響を及ぼす可能性があるからである．例えば，もしクライエントが長時間立っている時にめまいを起こすと訴えた場合，いつもより素早く評価を行うか，近くにいるアシスタントにクライエントの近くに椅子をもってくるようにいうかもしれない．または，全く評価をしないように判断するかもしれない．

　一部のセラピストは各治療の後，姿勢を再評価することを好む．もちろんこれは，どのくらい効果があったか，治療の質をみるためである．セラピストの介入が一回限りの治療，あるいは，ある一定期間の治療や在宅での運動からなる場合でも，治療前と治療後の評価を行う必要がある．治療計画を実施する機会があれば，最初と最後に評価をしておいたほうが良いだろう．すべての姿勢の評価が必要でない，または全く姿勢評価が必要でない場合もある．しかし，もし治療や運動によって不良姿勢による問題が改善できたと思った時は，どこかの段階でクライエントの再評価をしたほうが良い．

## 8. おわりに

*Closing Remarks*

　この章では姿勢評価についての概念とそれに影響を及ぼす因子のいくつかを紹介した．おそらく，この主題について，いくつかの最初の疑問にも答えることができているだろう．つぎの第2章では評価の準備を行う．

## Quick Questions

1. 姿勢に影響を及ぼす3つの因子はなにか？
2. 姿勢評価を行う2つの理由はなにか？
3. 一般的な姿勢評価（本章で説明した）が適切でない2つの例はなにか？
4. ほとんどの症例において，なぜ姿勢評価を行う前に病歴を聞くことが重要なのか？
5. 身体のさまざまな部分がどのように適合しているのかを分析する時，なぜクライエントの全体像を常に把握することが重要なのか？

# 第2章

# 姿勢評価の準備

　今から評価の準備をはじめよう．本章では，評価の実施方法，必要な道具，評価に費やす時間や観察すべき箇所の概略を一般的な用語で説明している．そして今後，評価を実施する際に，知っておかなければならない標準的（理想的）姿勢アライメントについて詳細に説明している．さらに所見の記録方法や評価前に考慮する一般的な注意事項と安全管理についても本章で述べている．

## 1. 必要な道具

*Equipment Required*

姿勢評価の習得に役立つ道具は以下の通りである．

- 暖かい個室
- 全身が映る鏡
- 身体用ペン〔body crayon（body pen）と拭き取るためのタオル〕
- 姿勢評価表
- 骨格標本

> 助言　本書の評価STEPに沿って，同僚に自分自身の姿勢を評価してもらうことは良い経験となる．自分自身が評価される側の立場となり，どのようなことを感じるのかを経験することは評価に精通することにつながる．

　身体用ペンは手元にもっておくと便利である．子どもが顔に絵を描くために使うクレヨンは安価であり，パーティー用品を販売している店であればたやすく手に入る．それらは大抵，無害で低アレルギー性であるが，使用前にクライエントに確認するべきである．まずは，家族や友人で練習することからはじめたほうが良いかもしれない．身体用ペンは骨のランドマークに印をつけるために使用する．そうすれば身体の正中線と印をつけた骨との距離，関節の角度やその関係性を判断することに役立つ．以下に示した背中の部分に印をつけてみよう．

- 肩甲骨内側縁
- 肩甲骨下角
- 脊椎棘突起
- 肘頭
- 上後腸骨棘（PSIS）
- 膝窩部（knee crease）
- 下腿後面（calf，ふくらはぎ）正中線
- アキレス腱正中線

　身体用ペンを使用する場合，印を消すために拭き取るタオルを手元に用意しておくことを忘れないでほしい．

　観察した内容を記録することや，観察すべきことがわかる図表は便利である．付録の姿勢評価表の見本は，後方，側方および前方からの評価のために提示している（135頁参照）．これらの姿勢評価表は，第3〜6章での段階的な評価に合致している．最後に，手元に実物大の骨格標本があると，解剖学的構造の大きさと配置を思い出すのに役立つだろう．

|助言| 上から吊るされているのではなく，ベース・スタンドで支えられている骨格標本では，椎体のなかを走っている中心の支柱で立っていることが多い．これでは，その標本の脊椎が正常な前弯および後弯の弯曲を表さない．つまり，その骨格標本の脊柱の弯曲は平坦化されている．

## 2. 所要時間
*Time Required*

　姿勢評価に不慣れな場合，前方，後方，側方を含むすべての評価に少なくとも30分はかかる可能性がある．練習を積むと5分以内で，すべての角度から全身を評価することができる．熟練したセラピストは，素早く一般的な姿勢評価を行う．そして，標準的な姿勢とは異なる明らかな偏位だけを記録する．クライエントが継続中または未解決の問題を抱えている場合やリハビリテーションの一環として評価している場合，姿勢の不安定性が原因となっているか，将来問題が起こりうるかどうかを確認するために注意深く評価する必要がある．

## 3. 姿勢評価のSTEP
*Postural Assessment Steps*

　まず，クライエントに姿勢評価の必要性を理解してもらってから，準備をはじめる．クライエントには下着で立ってもらい，髪が顔面や頸部を覆う場合は，髪を上で縛ってもらう必要がある．スポーツブラは背部で肩甲骨と脊椎を隠し，その部位を観察しにくくするため，女性のクライエントには一般的なブラジャーをつけてもらうことが好ましい．クライエントの日常的な立位姿勢を観察するため，足部を

## 3. 姿勢評価のSTEP

**表 2.1　クライエントの身体に対する一般的な質問**

| 全体的な姿勢 | 体重は両下肢に等しく分布しているか，あるいは一側へ偏っているか？<br>クライエントは安定してみえるか，または不安定にみえるか？<br>クライエントは前後または一側に揺れているようにみえるか？ |
|---|---|
| 身体部位のアライメント | 身体の各構成要素は，他の部分に対してバランスが保たれているか？<br>頭部は胸郭上の中央に位置しているか？<br>胸郭は骨盤上の中央に位置しているか？<br>四肢は体幹から等距離に位置しているか？ |
| 骨 | 骨は正常な形態をしているか？<br>骨は奇形か，曲がっているか，損傷を受けているようにみえるか？ |
| 関節 | 関節は中間位 (neutral position) で安静肢位 (resting position) か，またはアライメントが不良か？<br>関節は腫れていないか？ |
| 筋 | 筋の大きさは左右均等か？<br>どこかに明らかな筋肥大か筋萎縮があるか？<br>どこかに筋緊張の増加または減少があるか？ |
| 皮膚 | 炎症，変色や乾燥している部分があるか？<br>瘢痕，シミやアザがあるか？ |
| 身体的な状態 | クライエントは快適にみえるか？<br>クライエントは容易に姿勢を維持しているようにみえるか？<br>どこか緊張している部位があるか？ |

特定の方向に向かせるよりはむしろ，いつもの立位姿勢をとるように指示する．

　評価を開始するにあたって，クライエントの身体に対していくつかの一般的な質問をする．表 2.1 にいくつかの例を示している．ここでの質問は手助けとなるものであり，すべてを網羅しているわけではない．

　このように姿勢分析のために衣服を脱いで立たされている場合，ほとんどの人は傷つきやすい精神状態に陥る．だが，これは治療的関係のはじまりによく起こる評価過程である．この評価がどのように実施されるかによって，患者とセラピストの間に信用と相互理解が樹立されるかどうかが決まる．セラピストは，自分自身のクライエントに対する接し方をもっており，自分の個性にあった方法で評価を実施するだろうが，クライエントを傷つけないためにはできるだけ批判的でない観察を行うことが重要であることを覚えておく必要がある．

　セラピストにとって平凡にみえる観察や事実は，患者にとっては大いに感情的な意味をもつ可能性がある．これらの感情を認識し，気を使って観察をするように注意してほしい．姿勢評価では優しく接し，批判的でなく取り組むことが，治療，リハビリテーション，教育と同様に重要である．クライエントが安心して落ちついて，自分自身の姿勢に対するセラピストの観察を知りたがるようになれば，最良の結果が得られる．信頼や信用なくしては，真の姿勢の所見を得ることはできない．

## 4. 標準的アライメント
*Standard Alignments*

　第1章を学んだならば，自分の行った観察を良好な姿勢アライメントといわれている伝統的な像と比較することになるだろう．しかし，これを理想的なアライメントというよりはむしろKendall, Kendall and Boynton (1952) により用いられた用語を採用して，標準的アライメントと称するつもりである．本書のイラストは，姿勢観察の際の基準として伝統的に使われてきたものである．この立位のイラストでは，関節面への圧縮力が均一に分布するので，これらの像は最適なアライメントの典型に選ばれた．

　これらの像で示す関節のアライメントは軟部組織の緊張増加を必要としない，そしてわずかな自然の姿勢動揺を調整する以外に，筋が活動する必要がほとんどない．身体の調整機構の一部として，この最適な関節アライメントからの偏位は，靱帯に対するストレスを増加させて，筋が関連する関節のみならず通常患部の上下の関節で，より多くの出力を必要とされる．アライメントの不良つまり，ここで示されている姿勢からの偏位が持続すると，有害な構造変化が起こる場合がある．

　この理想的なアライメントの関節では，靱帯は関節の屈曲あるいは伸展で，どんな角度にも対応できる．このような靱帯がない所では，筋はどの関節の偏位にも対応するために断続的に出力する．関節が垂直線（plumb line；鉛直線）または重心線に対して大きく前方あるいは後方にある場合，または無期限に不均衡な肢位を維持することを強いられる場合，筋はエネルギー消費を増加させる．すべての関節の解剖と機能を述べている優れた総合的なテキストは，"Joint Structure and Function"（Levangie and Norkin, 2001）である．姿勢の静的および動的制御に関する情報については，そのテキストの第13章を参照してほしい．

　19～21頁で示される両側に解説がある図は，垂直線（図では垂直な黒い線として示されている）が身体のさまざまな部分に関して通過しなければならない所を概説し，姿勢が良好であり，理想的である場合の一般的な観察事項を説明している．この両側に解説のあるイラストは，身体の後面，側面および前面の標準的アライメントを示している．第3～5章では，これらの視点で各々なにを観察するべきかを説明しており，この箇所を読みとばしたい場合には，詳細で段階的な説明へと進むことができる．

# 4. 標準的アライメント

## 標準的アライメント

### 標準的後面アライメント

**頭部**
- **垂直線（重心線）**
  頭蓋骨の正中線を通過する
- **一般的な観察**
  頭部は回旋，側屈せず前方を向いている

**肩**
- **垂直線（重心線）**
  両肩甲骨内側縁から等距離を通過する
- **一般的な観察**
  両肩はほぼ同じ高さであるが，利き手側の肩は非利き手側より低いことがある

**骨盤と大腿**
- **垂直線（重心線）**
  骨盤の正中線を通過する
- **一般的な観察**
  - 両上後腸骨棘（PSIS）は脊椎から等距離にあり，同じ高さである
  - 両大腿骨大転子は同じ高さである
  - 両殿部のしわは同じ高さであり，同じ形である

**膝と下腿**
- **垂直線（重心線）**
  両膝間を通過する
- **一般的な観察**
  - 下肢は内反膝または外反膝がなくまっすぐで，垂直線から等距離である
  - ふくらはぎの大きさは，左右均等である

**頚部**
- **垂直線（重心線）**
  全頚椎の正中線を通過する
- **一般的な観察**
  頚部は側屈せずまっすぐである

**上肢**
- **一般的な観察**
  - 両上肢は体幹から等距離であり，手掌は身体側を向いている
  - 両肘は同じ高さである
  - 両手関節は同じ高さである

**胸郭と肩甲骨**
- **垂直線（重心線）**
  全胸椎の正中線を通過する
- **一般的な観察**
  - 両肩甲骨は脊椎から等距離にあり，内側縁は脊椎から約1.5〜2インチ（3.8〜5センチ）である
  - 両肩甲骨は胸郭に対して平坦に位置し，前傾はしていない
  - 両肩甲骨下角は同じ高さであり，挙上，下制，回旋はしていない
  - 胸郭は左右対称である

**腰椎**
- **垂直線（重心線）**
  全腰椎の正中線を通過する
- **一般的な観察**
  腰椎は左右に側屈せずまっすぐである

**足関節と足部**
- **垂直線（重心線）**
  内果間を通過する
- **一般的な観察**
  - 両外果は同じ高さである
  - 両内果は同じ高さである
  - アキレス腱は垂直である
  - 踵骨は垂直である
  - 足部はやや外側を向いている

第 2 章　姿勢評価の準備

## 標準的側面アライメント

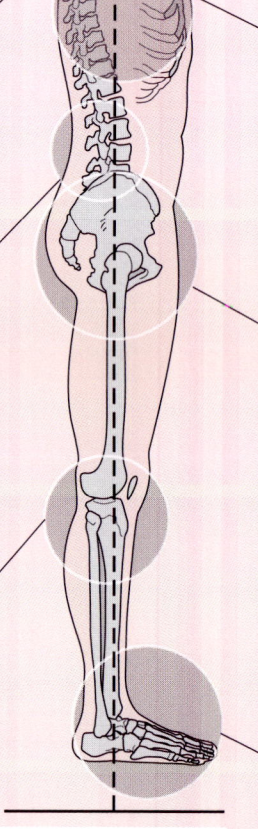

**頭部**

**垂直線（重心線）**

耳朶を通過する

**一般的な観察**

頭部は胸郭上に位置している．下顎が前方や後方へ移動していない

**肩**

**垂直線（重心線）**

肩関節とりわけ肩峰突起（この図では示されない）を通過する

**一般的な観察**

肩関節は内旋（稀なケース）や外旋していない

**腰椎**

**垂直線（重心線）**

腰椎の椎体を通過する

**一般的な観察**

腰椎は正常に前弯しており，過度の前弯や扁平はない

**膝と下腿**

**垂直線（重心線）**

わずかに膝関節の前方を通過する

**一般的な観察**

立位では屈曲や過伸展はしていない

**頸椎**

**垂直線（重心線）**

大部分の頸椎椎体を通過する

**一般的な観察**

- 頸椎は正常に前弯しており，強い前弯や扁平はない
- 高齢女性の脊椎後弯症のような頸椎胸椎連結部の変形がない

**胸郭と肩甲骨**

**垂直線（重心線）**

体幹の中心を通過する

**一般的な観察**

- 正常に後弯しており，過度の後弯や扁平はない
- 胸部はリラックスして直立しており，軍隊式に挙上したり，または下制していない

**骨盤と大腿**

**垂直線（重心線）**

大腿骨大転子を通過する

**一般的な観察**

- 骨盤は正中位である．つまり，上前腸骨棘（ASIS）は恥骨と同じ垂直面にある
- ASIS と PSIS は，ほぼ同じ平面にある．前後方への骨盤傾斜はない
- 殿筋と大腿筋の大きさは，左右均等である

**足関節と足部**

**垂直線（重心線）**

外果のわずかに前方を通過する

**一般的な観察**

正常な足関節の背屈がみられる

　側面像で垂直線が垂直に耳朶，大部分の頸椎椎体，肩峰などを通過するが，外果においてはわずかに前方を通過していることは知っておくべきである．ここに示している像は理想的な姿勢である．理想的には，垂直線は身体を前後に二等分するように通過している．

# 4. 標準的アライメント

## 標準的前面アライメント

### 頭部
**垂直線（重心線）**
前頭，鼻，顎つまり顔面の正中を通過する
**一般的な観察**
頭部は回旋，側屈せず前方を向いている

### 肩
**垂直線（重心線）**
胸骨柄と剣状突起を通過する
**一般的な観察**
- 両肩はおよそ同じ高さである
- 両鎖骨は同じ高さである

### 腰椎
**垂直線（重心線）**
臍を通過する
**一般的な観察**
臍は正中で，左右への偏位はない

### 骨盤
**垂直線（重心線）**
- 骨盤を二分する
- 恥骨結合を通過する

**一般的な観察**
- 両ASISは同じ高さである
- 両ASISは正中線から等距離である

### 大腿
**垂直線（重心線）**
両大腿から等距離を通過する
**一般的な観察**
- 大腿骨は直立しており，内外旋していない
- 筋の大きさは左右均等である

### 膝と下腿
**垂直線（重心線）**
- 大腿骨内側顆間を通過する
- 両下腿間で等距離を通過する

**一般的な観察**
- 両膝は同じ高さである
- 両膝蓋骨は前面を向いて，同じ高さである
- 脛骨は直立し，筋の大きさは左右均等である

### 足関節と足部
**垂直線（重心線）**
内果間を通過する
**一般的な観察**
- 両内果は同じ高さである
- 足部は正中線から外側を向いている

21

> **垂直線**
>
> 　垂直線は重心線を示す．これは身体重心から支持基底面内へ走る垂線である．身体重心は第二仙椎のちょうど前方に位置している．垂直線はイラストにも示されているが，姿勢評価を行う多くの人は，特定の身体部位と垂直線の関係性より，むしろ一側の身体部位ともう一側の身体部位との関係性に着目すべきであると考えている．
>
> 　伝統的に，垂直線はクライエントの位置決め（positioning）のために，姿勢評価で使用されてきた．例えば，身体の前方または後方から観察する場合は，内果間の等距離を通過する．また，側方から観察する場合は，外果のやや前方（約1インチまたは2.5センチ前方）を通過する．そして正しい位置で立位をとってもらうために，セラピストはクライエントを二つの足型が描かれた厚紙（card：カード）や台の上に立たせていた．しかし，これらの方法によって異常な足部の位置を強制されるクライエントがいたため，この方法は批判された．実際には，クライエントは描かれた足型より自然に広い（または狭い）立位をとるか，多かれ少なかれ足部が外側か内側を向いている可能性がある．垂直線の使用（足部の肢位を強制すること以外）は姿勢研究においては価値がある．そしてセラピストが，水平面で身体部位のアライメントを評価する背景紙とともに垂直線を使用することがあるが，実際には必須ではなく，扱いにくい場合さえあるかもしれない．

　　助言　クライエントの頭部は，胸郭上に適切に位置していて，垂直線が耳と肩峰を通過すると仮定されている．しかしながら，肩関節は可動性のある構造であるため，よくあることであるが，肩甲骨が前方突出している場合，頭部は垂直線に対して誤った位置にあるようにみえる．しかし，実際にアライメントがずれているのは肩甲骨である．

　「標準的な」座位姿勢を決定することは，実際はそれが存在しないために困難である．椅子の座り方は，座ってなにを行うかというように，クライエントのニーズに対応する必要がある．図2.1bは，股関節が一定の角度で屈曲している推奨される座位姿勢を示している．これは電車，トイレ，食事などで座っている場合ではなく，机を前にして座っている場合を想定している．一般的には，頭部が胸郭の上に位置し，腰椎は支持され，膝関節は適度に屈曲され，足底は床に接していることが好ましいといわれている．

## 5. 所見の記録

*Documenting Your Findings*

　姿勢評価を実施すれば，その所見を記録したいと考えるだろう．記録には多くの方法が存在する．もっとも一般的な方法は普通の手書きである．それとは対照的に，所見を声に出して録音機に記録する

5. 所見の記録

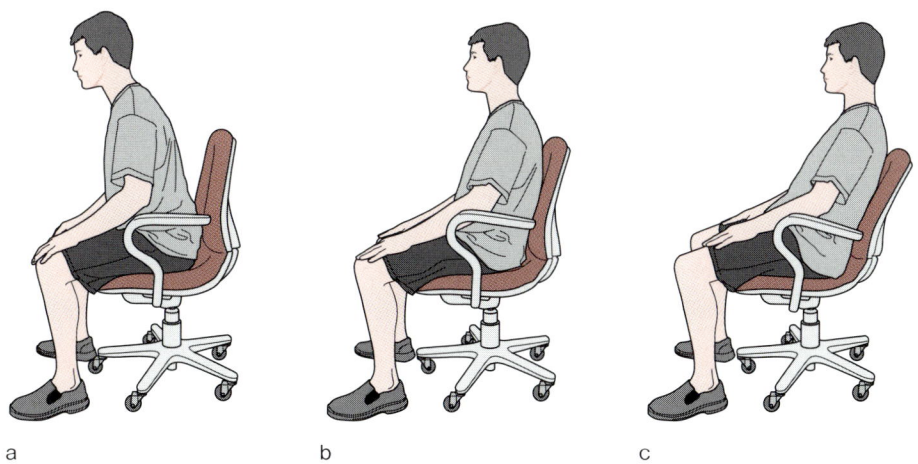

図 2.1 推奨される一般的な座位姿勢
＊姿勢 a と c は避けるべきであり，姿勢 b は脊椎や軟部組織に対するストレスがより少ない

## 骨盤の正中位

　先へ進む前に，ここで骨盤の正中位とはなにかを明確にしたい．後方から観察した時，骨盤の正中位とは，左右の腸骨陵，左右の上後腸骨棘（PSIS）と左右の坐骨が，図 2.2 のように同じ高さであることを意味している．

　側方から観察した時，上前腸骨棘（ASIS）と恥骨は図 2.3 のように，ほぼ同じ面に位置している（Anderson, 1978）．

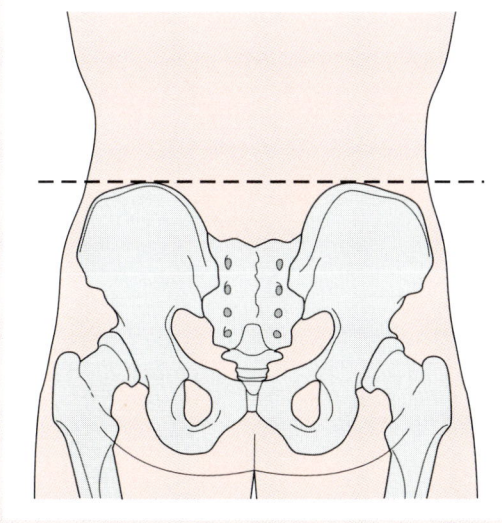

図 2.2　後方からの骨盤の正中位

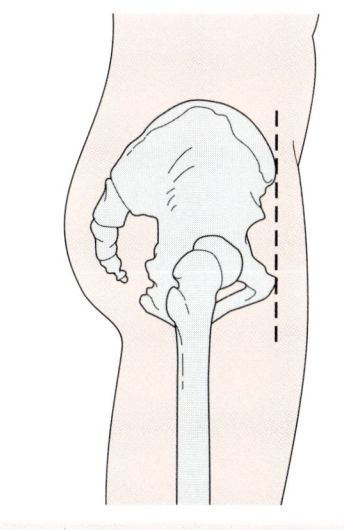

図 2.3　側方からの骨盤の正中位

か，研究としての姿勢評価であれば写真で記録する方法がある．写真を撮る場合はクライエントに許可を得るために所定の用紙にサインをもらう．音声の録音は，素早く容易にできるが，クライエントの気が散るおそれがある．写真はゆっくりと評価することが可能となるが，目の前にいる実物のクライエントを観察することの代用にはならない．この書籍においても多くの被検者が写真を撮影させてくれた．写真による姿勢評価の長所として，それぞれの写真で，本書の情報に基づいて，姿勢の偏位をじっくりと確認できることが挙げられる．短所としては，写真はある程度のことは明確となるが，あくまでも実物ではないということが挙げられる．

所見の記録方法は，自分自身にもっとも適した方法かどうかで決まる．例えば，視覚障害を有したセラピストは触診によって「観察」するかもしれない．このようなセラピストは，後で文字に直して書き直すために所見を音声記録しながら，触診で身体のあらゆる部位における関係性を評価する．セラピストは規格化された書式を使用して，それらの所見を詳細に記録する必要がある．臨床研究では定規やゴニオメーターのような測定器を用いて，標準的な姿勢からの偏位を記録する．毎日の業務では，セラピストの多くは観察した偏位が軽度，中等度，重度かどうかを簡単に記載している．身体部位の偏位や筋緊張の増加を示すために，よく矢印や陰影（shading）を用いる．姿勢評価をはじめる前に，まず付録の姿勢評価表を参照してほしい．

## 6. 注意事項と安全管理
*Cautions and Safety Issues*

姿勢評価の実施における禁忌はほとんどない．しかし，もしもクライエントが長い立位姿勢の保持（第6章の座位の姿勢評価を実施する場合は，長い座位姿勢の保持）で痛みを感じるのであれば，それは望ましくない．また，低血圧のクライエントはあまりに長く立位で質問を受け答えしているとめまいを感じる可能性があるので，近くに椅子をもってくると良い．不快感なく立っていられるが，バランスを崩しそうなクライエントを評価する時には，気をつけるべきである．これは一般的に，高齢者，または下肢の外傷後や手術後に回復して全荷重立位をはじめて間もないクライエントにおいて，特に多くみられる．

評価を開始する前にクライエントが適切に衣服を脱いでいるかを確認するべきである．4頁の高齢男性は最近転倒し強く打撲したため，衣類を着たまま評価を受けることを希望した．仮に彼が打撲のための評価を受けるならば彼に衣類を脱ぐよう指示しただろう．しかし彼が片手で杖をもって立っている間に，彼に衣類を脱いでもらうことは危険であると判断した．

最後に，身体用ペンをクライエントの身体に使用する場合はアレルギーがないことを確認する必要がある．これらの身体用ペンに対するアレルギー反応は稀である．しかし，身体用ペンを使った箇所の皮膚に血流増加が確認されれば，すぐに拭き取るべきである．

# 7. おわりに

*Closing Remarks*

これですべての準備が完了した．つぎは実際に最初の評価を実行する段階に入る．後方，側方，前方からの観察を選択し，段階に応じて対応する章を参照してほしい．

## Quick Questions

1. 姿勢評価を実施する際に使用する4つの便利な道具はなにか？
2. 後方からの姿勢評価をはじめる前に確認しておくと便利な骨のランドマークはなにか？
3. クライエントの全体的な姿勢，アライメント，骨，関節，筋，皮膚，身体的な状態に関してセラピストが自問する5つの一般的な質問はなにか？
4. 骨盤の正中位とはどのようなことか？
5. 姿勢評価において考えられる禁忌とはなにか？

# 第Ⅱ部

# 姿勢評価を行う

　この第Ⅱ部では，クライエントの後方からの姿勢評価（第3章），側方からの姿勢評価（第4章），前方からの姿勢評価（第5章），そして，座位の姿勢評価（第6章）を行うための段階的な知識を得られるだろう．評価は頭頚部からはじめて，肩，胸部，上肢，腰椎，骨盤，大腿，下腿と足部の順に行う．各章はそれぞれ，なにを観察するべきかについて示していて，身体の変化の所見が意味することを説明している．各章には皆さんに考えてもらう質問を数多く用意しているので，どの筋が短縮して固くなるか，また，どの筋が伸張されて弱化するか確認するのに役立つだろう．評価の際には，所見を記録するために付録の姿勢評価表を使用している．前述の第2章で全体の観察について学んだことが，第Ⅱ部のより詳細な個々の評価を可能にすることに気づいてほしい．

　序文に示したように，所見の意味については，いかに筋が機能するかについて，この第Ⅱ部で筆者の経験と一般的な情報を示す．この第Ⅱ部は質問と説明，そして事実を述べるというよりは，重要な意味のあることがらについて示唆している．多くの姿勢には複数の原因があるか，または，さまざまな要素が組み合わさって生じる可能性があるかにも注意しなければならない．この理由から，姿勢観察は姿勢評価の一部分だけを構成する必要がある．診断を確認するためには，さらに被検者の筋の長さと運動範囲の評価と触診を実施する必要があるだろう．

　多くの優れた教科書は，これらの被検者に関する詳細な情報を記載している．例えば，関節の検査について，すべての見解で優れた教科書は，"Orthopaedic Physical Assessment"（Magee, 2002）と"Management of Common Musculoskeletal Disorders"（Hertling and Kessler, 1996）である．"Muscle Testing and Function"（Kendall, McCreary and Provance, 1993）は筋を評価する方法だけでなく，姿勢に関する多くの情報を掲載している．関節に関してすばやく参照できる優れたハンドブックは，"The Clinical Measurement of Joint Motion"（Green and Heckman, 1993）である．また，"Joint Structure and Function"（Levangie and Norkin, 2001）は正常な関節の肢位とこれに影響を及ぼす要因に関して，文章とイラストでわかりやすく解説している．

　本書は，所見の意味という項目を設けた．なぜならば，特に学生は姿勢の体系的な分析のために，なんらかの形式の手引きを必要とするからである．例えば，関節の安静肢位が完全に解剖学的要素に起因すると考えられている場合や，または，身体がどのように保持されるかは，いかに自分の身体を感じるか（感情的な状態）によって影響されると考えられている場合がある．これらの所見に関して筆者の提案に同意してほしいのではなく，むしろ，自分自身の分析のために事例を考える出発点として利用してほしい．

　本書は姿勢を例示するために，18人の被検者の写真を多数使用した．各被検者には自然な立位をとっ

てもらい，前方，側方，および後方から撮影した．立ち方についてはなにも被検者に指示していない．また，被検者の足の配置を指示する足形（footprint）も用いなかった．本書で，写真の一部が特定の姿勢評価のSTEPを例示するのに用いられている場合，その被検者の姿勢の一面にすぎない可能性があることに注意してほしい．以下の章を学習する際に，本書の記述に加えて，姿勢の特徴を確認できるかどうか写真を比較してほしい．

# 第3章

# 後方からの姿勢評価

　最初の評価をはじめよう．本章では，クライエントの姿勢を後方から評価することを学ぶ．姿勢の対称性とバランスに対する全体的な感覚を得るために，頭部から足趾まで，クライエントの全体の姿勢を観察することが重要である．しかし，最初に姿勢評価を行う方法を学ぶ時，身体を各部分に分けることは有効であり，順番に各部分を観察することができる．各評価のSTEPを通して学習し関連する問題に答えることで，詳細な後方からの姿勢評価を行う方法を身につけることができるだろう．各STEPには，筋が短縮しているか，あるいは，伸張しているかに焦点を合わせて助言する所見の意味を設けた．本章を読んだ後に，なにが不均衡を引き起こしているのかについての洞察力を得ることができるだろう．これらの不均衡は，疼痛，不快感または関節運動制限に関与している可能性がある．

　まず，136頁からの付録にある，後方からの姿勢評価表をみてほしい．この表は，本章で学ぶ評価STEPに対応している．つまり，上半身の姿勢評価のための17 STEPと下半身の姿勢評価のための14 STEPがあり，合計31 STEPになる．どんな順序でも各STEPを行うことができるが，頭の先から爪の先まで，ここで示されている順序で行うことが合理的である．一度本章を読み終わり，最初の姿勢評価を行う準備ができてから，姿勢評価表を使用することをお勧めする．

　すでに第2章の姿勢評価のための準備を読んでいたら，クライエントを評価することができる．被検者は気持ちよく暖かい部屋に立っていて，おそらく鏡と向き合い，セラピストに背中を向けているだろう．経験豊かなセラピストなら，5〜10分で詳細な姿勢評価（後方，側方，前方から）を行うことが可能である．しかし，これが最初の姿勢評価で家族と友人で練習する時，この時間を超過するのは仕方がない．ここでリストにされている各STEPを通して学習してほしい．また，クライエントが座る必要がある場合やじっとしていて肌寒くなってきた場合は休みをとってほしい．

> **助言** 姿勢評価は，クライエントに下着になってもらって行う．全身を観察できることが重要であるが，まず最初に姿勢評価を学ぶ時，先に上半身を評価し，それから下半身を評価することが有効である．しかし，まだ姿勢評価をしたことがないクライエントの場合，少し服を着てもらうと安心するだろう．

　第Ⅱ部において，女性のクライエントはブラジャーをつけて評価される．そして，男性のクライエントは上半身になにも着ないで評価される．女性のクライエントが背中がTバー（T-bar）のスポーツ用のブラジャーをつけている場合には，これらがしばしば胸椎と肩甲骨下角を隠すので，姿勢評価の全段階を行うことが難しい場合がある．

## 第3章　後方からの姿勢評価

**助言** 姿勢評価を行う際に，クライエントと軽く会話することで，クライエントをリラックスさせることができる．しかし，話している時に，クライエントは頭を回すか，傾けようとする可能性があることを考慮するべきである．そして，それは特に頭部と頚部，肩関節に関するSTEP 1〜5の姿勢評価の所見を変化させてしまうだろう．

訳注：upper body：上半身〔頭頚部，上部体幹（胸郭を含む），上肢〕
　　　lower body：下半身〔腰椎，骨盤，下肢〕

# 1. 上半身

*Upper Body*

## STEP・1 両耳の位置関係

　最初に観察することは，両耳の位置関係である．両方の耳朶は水平だろうか？　クライエントが短髪の場合，耳を観察することが容易である．したがって，クライエントが長髪の場合には，髪の毛を上にあげ，じゃまにならない所に結ぶ必要がある．もし，頸部を観察することができない場合には，姿勢評価のこの部分を空白のままにする．

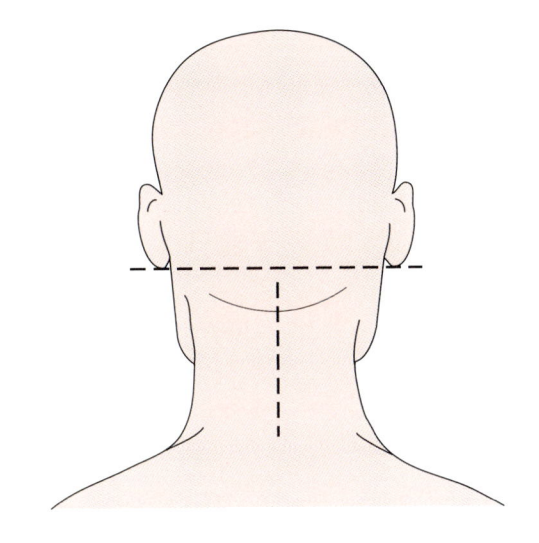

**助言**　一部のクライエントは，無意識に髪の毛を上にあげ，じゃまにならない所に保持しようとする．しかし，クライエントにこれを行わせてはならない．なぜならば，その行為がクライエントの基本肢位で観察する必要のある，頭頸部と両肩の位置を変えてしまうからである．基本肢位とは，例えば両上肢を身体側部に置いてリラックスした立位のことである．

**所見の意味**　不均等な耳の高さは，クライエントが頸椎を側屈して頭を一側に傾けていることを示唆している．頸部の側屈は，屈曲した側の筋の短縮によって生じる．例えば，頭部が右に傾斜する場合，右の僧帽筋上部線維と肩甲挙筋，胸鎖乳突筋，斜角筋が短縮している場合がある．一般的ではないが，一部のクライエントは一方の耳が他方の耳のよりわずかに高くなっていて，必ずしも頸部の屈曲が認められるわけではない．時々，そのようなクライエントはこれを自覚していて，適切に眼鏡またはサングラスをかけることが難しいと教えてくれる．

## STEP・2 頭頚部の傾斜

　耳を観察することができない場合，このSTEP 2 は STEP 1 と似ているので，STEP 1 の代わりに行われるかもしれない．まず，頭部が側屈しているかどうかを観察する．そして，頚部の側屈があるかどうかを考えてみる．

**所見の意味** STEP 1 と同様に，頭部が一側に傾斜する場合，頚部が傾斜する側の頭頚部を側屈させる筋の短縮を示す．例えば，クライエントが頭頚部を左に側屈している場合，左の僧帽筋上部線維と肩甲挙筋，胸鎖乳突筋，斜角筋のすべてが短縮しているだろう．肩の痛みをもつクライエントは，無意識に頚部をしばしば痛みのあるほうに側屈する．それは筋の伸張運動を最小にして，不快感を和らげるためである．

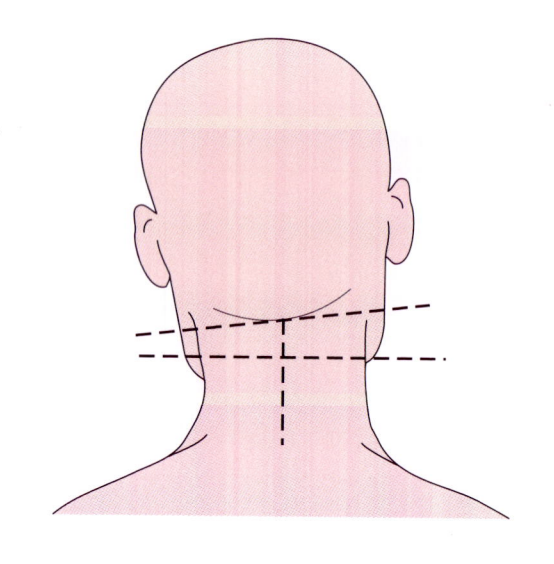

**助言** もし，クライエントが斜頚（torticollis）を患っている場合には，著明な側屈がある．これは，「斜頚（wry neck）」として知られている．この斜頚は結果として頚部の側屈や回旋を起こす筋の一方または両方にスパズム（痙攣）を起こす．それは一般的にむち打ち症に続いて起こる．

1. 上半身

## STEP・3 頚椎の回旋

つぎに，頚椎が回旋しているかどうかを調べる．頭部はまっすぐだろうか，または，わずかに右または左に回旋しているだろうか？

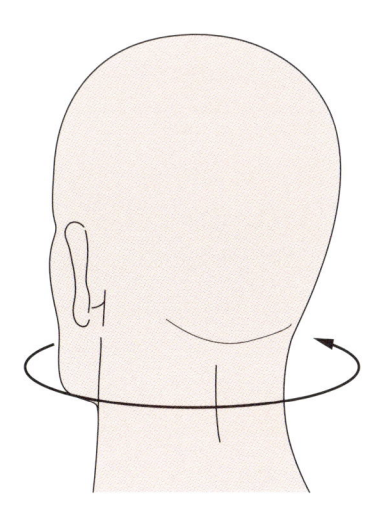

**助言** 頭部の回旋を評価する一つの方法は，クライアントの顔面の一側がもう一側よりよくみえるかどうかを確認することである．一側の顔面でより多くのまつ毛をみることができるか？　または，一側の顔面でより多く頬をみることができるか？

写真の2人は，自分が頭部を前方に向けて立っていると信じている．しかし，細かく観察すると2人の顎を一側にやや多くみることができる．男性は顎が右に回旋していて，彼の右の顎をより多くみることができる．女性は顎が左に回旋していて，彼女の左の顎をより多くみることができる．クライアントが頚部の痛みを訴えている場合，これは微妙であるが，頚椎の回旋が関係することがある．

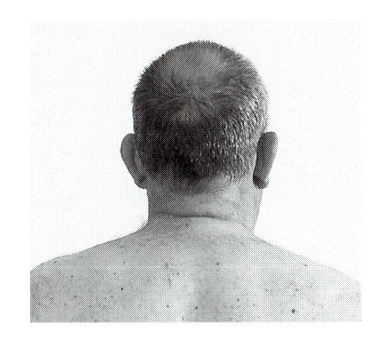

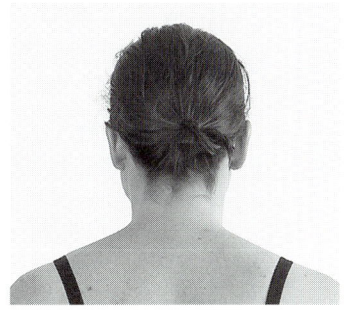

**所見の意味** 周知のように，胸鎖乳突筋と斜角筋を含む多くの筋は，頭部の回旋に関与する．したがって，上の写真の女性は頚部の反対側の筋と比較して，右の胸鎖乳突筋，左の斜角筋，左の肩甲挙筋に短縮がみられるだろう．

第3章　後方からの姿勢評価

### STEP・4　頚椎のアライメント

　頚椎はまっすぐだろうか？　このSTEP 4はSTEP 2, 3に似ている．しかし，STEP 4は頭頚部の肢位よりも，むしろ脊椎の肢位に関係している．まず，頚部の伸筋を観察する．筋緊張の増加が一側にみられるだろうか？　技術的には，姿勢評価は観察だけを行う．しかし，実際には，触診の一部の要素を取り入れることも有用である〔骨盤の腸骨稜と上後腸骨棘（PSIS）を触診する必要性を説明している 52, 55 頁の下半身の姿勢評価のSTEP 2, 3 参照〕．立位のクライエントの頚椎のアライメントを評価する単純な方法は，やさしく棘突起を触診して，身体用ペン（body pen）またはクレヨンを使用して目印をつけることである．それから，クライエントから少し離れて，つけた目印を観察する．

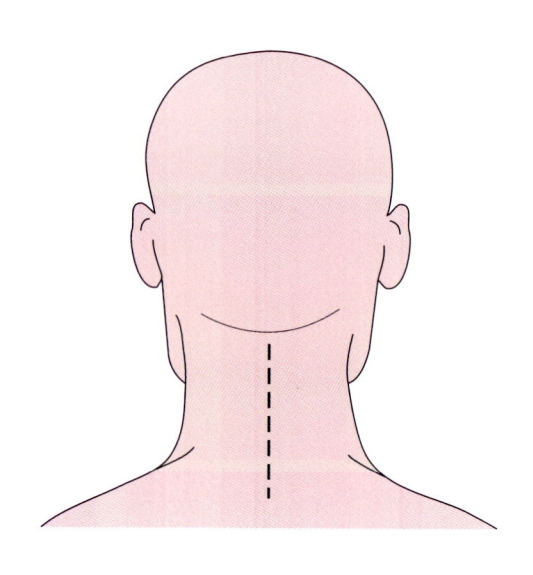

**助言**　頚椎を触診する時，やさしく一側の手をクライエントの額に置くことによって，簡単に頭頚部を安定させることができる．

　頚椎の触診は，いくつかの理由のために慎重を要する．まず第1に，頚部が立位で基本肢位にある時，頚椎の一部の棘突起は二又になっており各々接近している．そのため，それらを個々に触診するのは難しい（訳注：頚椎の棘突起は第1頚椎を除き，すべて二又になっている）．第2に，すべての棘突起に項靱帯がしっかりと付着している．第3に，クライエントが立位の時，頚部の伸筋が活動している．そのため，厚みのある組織と活動している筋を通して触診しなければならない．

**助言**　身体用ペンを使用する場合，棘突起があると考えられる場所ではなく，触診して棘突起にさわった所に目印をつけるべきである．時々触診において，椎骨は正中線からわずかに左にずれているか，わずかに右にずれていると感じられる．そして，そのことは頚部の正中線において，椎骨が本来あるべき所に，目印をつけたいという気にさせる．しかし，発見されたものはきちんと並んでいない椎骨であり，記録する必要がある．

**所見の意味**　完全にまっすぐな脊椎をもっているのは，少数の人だけである．クライエントにつけた目印を少し離れて観察すると，椎骨のアライメントで一つの椎骨がずれているようにみえることがある．椎骨のアライメントがずれている場合があるということを知っておくことは，マッサージ・セラピストに特に役立つ．なぜならば，この要素がクライエントの問題の原因となっていることが理解でき，経験豊かな理学療法士か，整骨医か，カイロプラクターへいつ紹介するのが適当であるか考えるのに良い例であるからである．

**助言** 頚椎がまっすぐにみえない場合，セラピストはクライエントにこの情報をどのように伝えるかについて，注意すべきである．多くのクライエントは，頚椎のアライメントが良くないと告げられた場合，とても心配するからである．多くの人は，完全にまっすぐでない脊椎とともに日常生活を送っても，この脊椎の構造において疼痛や問題がまったくないことを思い出すべきである．頚部の領域に目印をつける目的は，姿勢評価の技術を学ぶ時に，単に椎骨の偏位を確認しやすくするためである．そのような偏位は，クライエントの治療に必要な付加的な情報を示してくれる可能性がある．

## STEP・5 肩の高さ

　つぎに，両肩を観察しよう．両肩は水平だろうか，または，一側の肩はもう一側の肩より高くみえるだろうか？

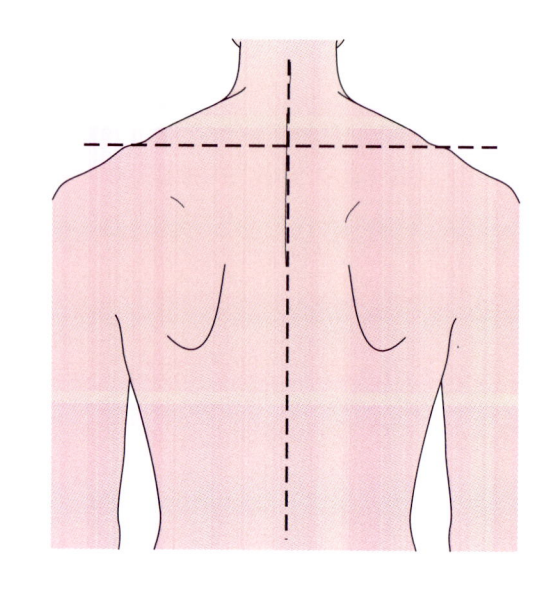

**所見の意味**　肩甲挙筋と僧帽筋上部線維の短縮は，一側の肩が反対側より高くみえる原因となる可能性がある．肩甲骨が挙上している場合，その肩甲骨下角が反対側の肩甲骨下角より上にあることが予想されるだろう．これは興味深い問題である．つまり，本当に一側の肩がより高く，もう一側の肩がより低いかどうか，どのようにして確認するのだろうか？　つぎの簡単な運動を試してみよう．まず，肩甲骨を挙上させて，両肩をすくめる．それから，力を抜いてリラックスする．つぎに，両肩を下制させる．それから，力を抜いてリラックスする．両肩の挙上と下制では，どちらの運動がより簡単だろうか？　大部分の人にとって，肩をすくめることは肩を下制することより簡単である．クライエントの右肩がより高くみえる場合，右肩の上の筋は，対応する左肩の上の筋より短縮していると仮定することが合理的なようである．しかし，例えば，脳卒中のような神経学的な症状をもつクライエントを評価している場合，例外がある可能性がある．このようなクライエントは，身体の一側で筋の低緊張の結果として肩の下制がみられる．

　セラピストは，多くの人が利き手側の肩を自然に下制し，わずかに前方突出していることを観察するだろう．右利きの人の場合，右肩は左肩に比べてわずかに低くなり，前方突出している可能性がある．

　頚部の疼痛をもつクライエントは，その不快感を和らげようとして無意識に保護するために，同側の肩を挙上させる可能性がある．この写真の女性はリラックスして立っている．彼女が右上肢を保持する方法を観察すべきである．彼女は過去に頚部の疼痛があり，その時にこの写真は撮られた．そして，それ以降，何か月も彼女は痛みを感じていない．彼女の右肩が挙上していることがわかるだろうか？　彼女の頚部がどのように側方屈曲して，わずかに右に回旋しているかを観察できるだろうか？

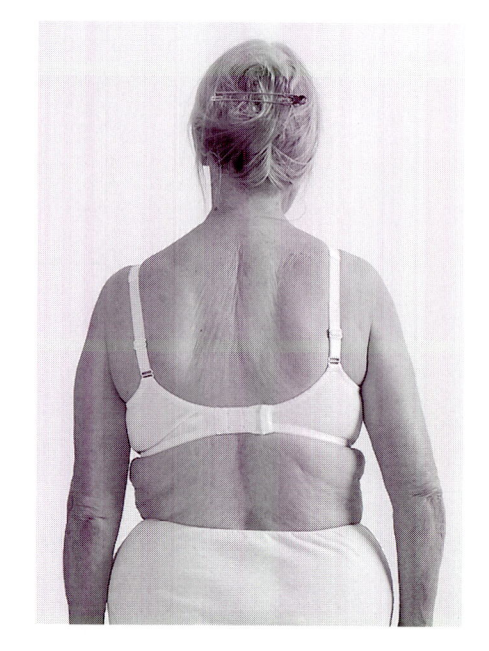

# 1. 上半身

## STEP・6 筋の大きさと筋緊張

　もう一つできることは，肩のどの部分の筋が肥大し，また萎縮しているかを調べることである．姿勢評価表の関連しているイラストに網掛けや陰影をつけることによって，筋緊張の増減を記述することができる．

**所見の意味**　肉体労働者（manual worker）は，彼らが重たい物を運んだり，持ちあげたり，支えたりする側で，筋が肥大している可能性がある．同様に，スポーツをする人は，利き手側の筋が肥大している可能性がある．例えば，右利きの弓術家は，しばしば右側の菱形筋が肥大している．なぜならば，弓を引くために右上肢を使うので，肩甲骨を後退させるために，最大限に菱形筋を収縮させるからである．反対に，癒着性関節包炎（五十肩）のある人や上肢が動かせなくなった人を観察すると，患側の肩の筋の萎縮がみられるだろう．

**助言**　肩の不使用は，関連するすべての筋を結果的に萎縮させる．特にその萎縮は，より高齢のクライエントで明らかである．彼らは体脂肪がしばしば低く，より若いクライエントより筋が萎縮している．棘上筋と棘下筋を観察することで，これらが損傷側で顕著に萎縮していることから，クライエントが損傷後に一側の肩を使っていないかどうかを，しばしば判断することができる．

## STEP·7 肩甲骨の内転と外転

　つぎに，肩甲骨と脊椎との関係を観察する．肩甲骨の内側縁と脊椎の関係を観察して，肩甲骨が内転（後退）しているか，外転（前方突出）しているかどうかを判断する．もし上半身を使う定期的な運動またはスポーツを行っているのでなければ，多くのクライエントは，わずかに肩甲骨が前方突出している．これは座位で多くの人が（胸椎）後弯姿勢（訳注：kyphotic postureは後弯姿勢であるが，このSTEPは胸椎領域を扱っているので，このように訳した）になる原因の一部である．

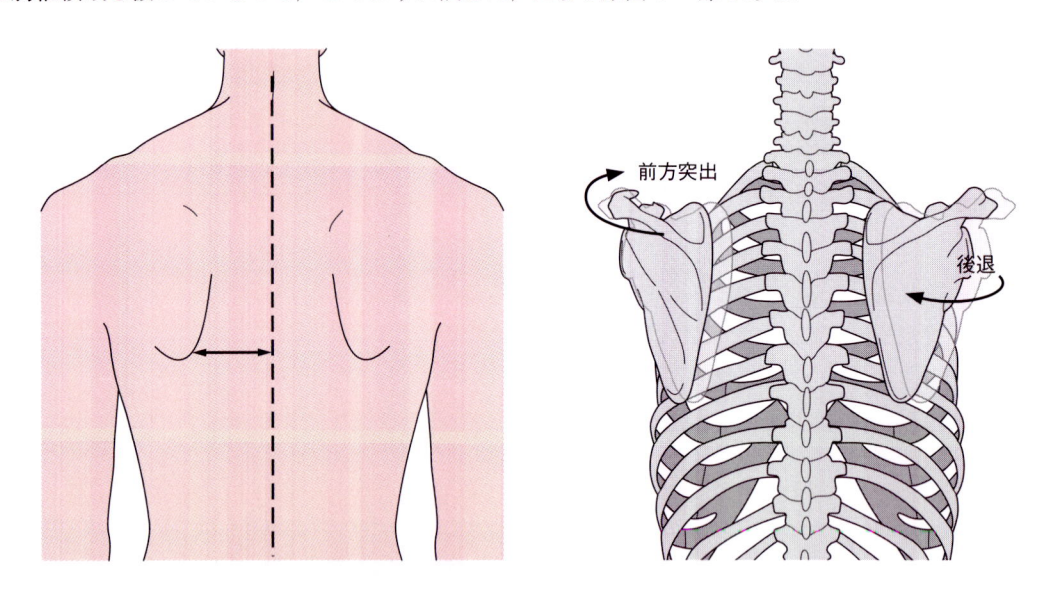

**助言** 肩甲骨の内側縁を観察することができない場合には，やさしく内側縁を触診する．肩甲骨の内側縁をみつけるために，触診する間，背中の後方に手をもってくるようにクライエントに求める．その際に，肩甲骨が位置を変えることを思い出してほしい．直接，皮膚に脊椎から肩甲骨の内側縁までの水平線を描くことによって，肩甲骨の位置を明らかにできるだろう．この肩甲骨の内側縁の位置は，肩甲骨の位置を考えるための手助けとなる．

**所見の意味** 肩甲骨の前方突出は，しばしば両側性に菱形筋と僧帽筋下部線維が伸張されて弱化しており，不良な姿勢を伴う．肩甲骨の後退はそれほど一般的ではないが，軍隊式の姿勢をとる時にみられる．つまり，胸部は上へ押し上げられて横に広がり，両肩が後下方に引かれる．この場合，菱形筋は身体の両側で短縮するだろう．スポーツをするクライエントは，肩甲骨の後退が一側または両側でみられる．例えば，槍投げ選手や弓術家は，肩甲骨の後退側の菱形筋に一側性の短縮を示す可能性がある．定期的にスポーツをするクライエントを観察すると，両側の肩甲骨が後退している．例えば，ロッククライミングとボート漕ぎの選手は，両側の菱形筋で肥大がみられるだろう．

　また，肩甲骨が回旋する時に内側縁に起こることを検討する．肩甲骨の上方回旋で，内側縁と下角は脊椎から外転し，大・小菱形筋と肩甲挙筋は伸張される．肩甲骨の下方回旋で，内側縁と下角は脊椎のほうへ内転し，大・小菱形筋と肩甲挙筋を短縮する．表3.1はこれらの情報を要約している．前鋸筋

は肩甲骨前面の内側縁に付着するので，この表に含まれていることに注意すること．肩甲骨の回旋の詳細については，STEP 9 を参照してほしい．

　肩周辺領域（shoulder region）を評価する時は，身体の他の領域と同様に，肩の痛みの原因に関して結論を急がないように注意すべきである．例えば，肩甲骨前方突出，上腕骨内旋位で立っている時，肩甲骨の痛みは，これらの骨の構造の解剖学的肢位から生じるのではなく，他に原因がある場合がある．例えば，1959 年に Cloward が報告しているように，肩甲骨と上肢の痛みは頚部椎間板から生じている可能性がある．

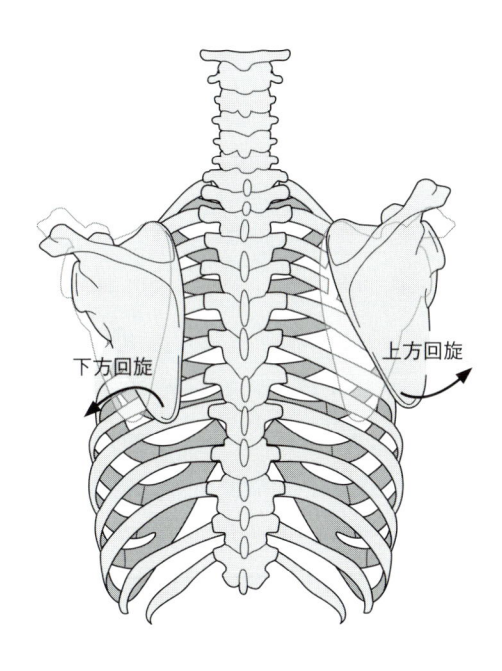

表 3.1　肩甲骨の位置による筋長の変化

|  | 上方回旋 | 下方回旋 |
|---|---|---|
| 内側縁の位置 | 内側縁と下角は，脊椎から外転する | 内側縁と下角は，脊椎のほうへ内転する |
| 伸張された筋 | 大・小菱形筋<br>肩甲挙筋 | 僧帽筋上部線維<br>僧帽筋下部線維<br>前鋸筋 |
| 短縮した筋 | 僧帽筋上部線維<br>僧帽筋下部線維<br>前鋸筋 | 大・小菱形筋<br>肩甲挙筋 |

第3章 後方からの姿勢評価

## STEP・8 肩甲骨下角

さらに肩甲骨に焦点を合わせてみよう．各肩甲骨の下角の位置を確認して比較してほしい．各肩甲骨下角はお互いに同じ高さだろうか，または，一側が上にあるだろうか？ もし必要であれば，身体用ペンで目印をつけること．ここで示されるように，肩甲骨は挙上と下制ができることを覚えておくこと．36頁の写真をみてほしい．この写真の人の右の肩甲骨が挙上していることを観察できるだろうか？

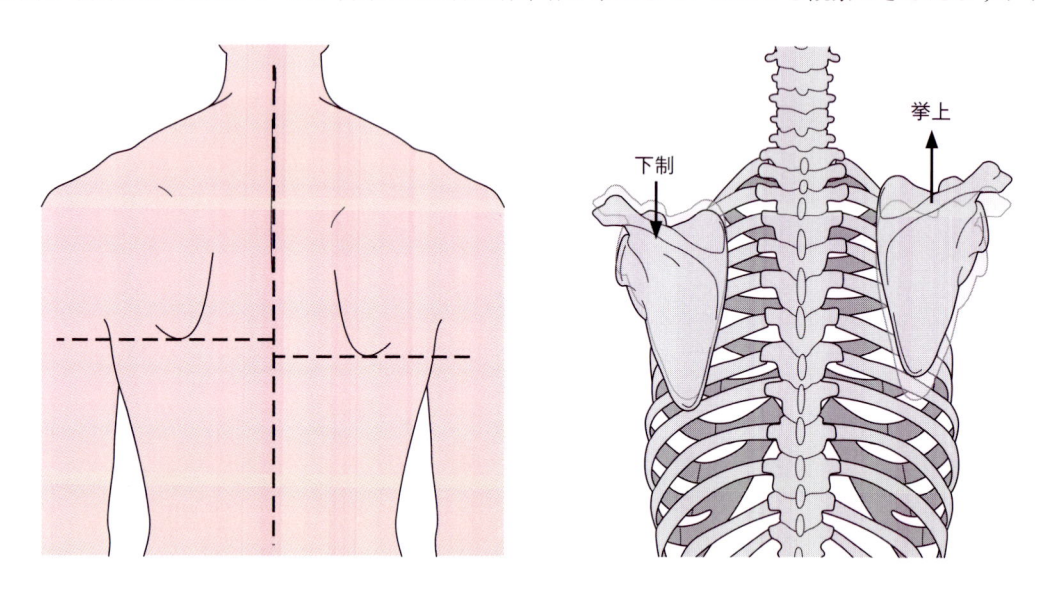

**助言** 肩甲骨下角をみつけられなくて，触診も難しい場合には，クライエントに背中の後ろに上肢をもってくるように求めることで，肩甲骨下角が突出する．いったん，肩甲骨下角の位置を確認したら，この肩甲骨下角のランドマークを観察することができるように，側方に上肢を戻し，リラックスするように求める．

**所見の意味** 肩甲骨全体が挙上する時，肩甲骨下角も挙上する．肩甲骨を挙上させる筋は，肩甲骨が挙上している側で，より短縮している可能性がある．したがって，クライエントの肩甲骨を観察して，左肩甲骨下角が右肩甲骨下角より高い場合，それは左僧帽筋上部線維と左肩甲挙筋が短縮していることを意味する．つぎの評価のSTEPへ進む前に，肩甲骨が挙上しているクライエントを，前方から観察する必要があるかどうかを少し考えるべきである．また，右肩が挙上する時，右の鎖骨が上昇することが予想されるかもしれない．なぜならば，周知のように肩甲骨の肩峰と鎖骨の2本の骨が肩鎖関節で連結しているからである．

**助言** この関係を証明するために，左手の指で右の鎖骨を保持して，肩をすくめて起こることを感じてみよう．あるいは，肩をすくめる時に鏡で鎖骨を観察してみよう．

# 1. 上半身

## STEP・9 肩甲骨の回旋

　肩甲骨の上方回旋は，肩甲骨関節窩の上方への動きを説明している．そして，肩甲骨の下方回旋は，肩甲骨関節窩の下方への動きを説明している．この図を使って，クライエントに肩甲骨回旋があるかどうかを評価することができるだろうか？

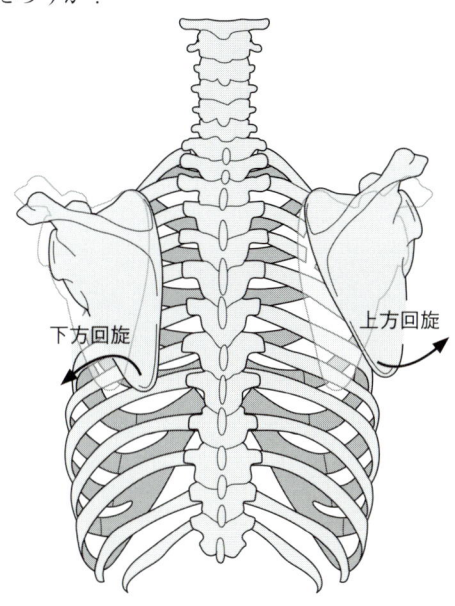

下方回旋　　　上方回旋

　図の通りに肩甲骨が回旋する場合，脊椎に対して肩甲骨内側縁が移動するだけでなく，肩甲骨下角の位置もまた変化する．したがって，肩甲骨内縁の位置の違いは，肩甲骨の内転または外転だけではなく，肩甲骨の回旋にも起因する．また，肩甲骨下角の位置の違いは，肩甲骨の挙上または下制だけでなく，肩甲骨の回旋にも起因する．

　実際に，これらの動きは単独では生じない．上方回旋した肩甲骨は，上角で内転して下角で外転する．また，下方回旋した肩甲骨は，上角で外転して下角で内転する．これらの両方の例において，肩甲骨は挙上することも，下制することもできる．これらのことから，姿勢評価をその構成要素に分割してはじめる時，その方法がなぜ良いか理解できるだろう．

**所見の意味**　肩甲骨回旋は一部の組織の緊張と，他の組織の弱化または弛緩の結果として起こる．上方回旋は，僧帽筋上部線維と下部線維の緊張，肩甲挙筋と大・小菱形筋の弱化を示唆する．下方回旋は，肩甲挙筋と大・小菱形筋の緊張，僧帽筋の上・中・下部線維の弱化を示唆する．

## STEP・10 翼状肩甲骨

　肩甲骨に関して，とても多く議論される用語は，翼状（winging）である．すでに説明されている6つの運動に加えて，肩甲骨は胸郭に対して下角が突出するように傾くことができる．この図は肩甲骨の傾斜を例示している．この図は肩甲骨の正常な傾斜をもつ脊椎の正しい側面を示している．特に，肩甲骨の内側縁が下角とともに突出してみえる場合，これは時々翼状肩甲骨とよばれる．しかし，翼状肩甲骨という用語は，より正確には前鋸筋が肩甲骨を胸郭に対して固定するように保つことができない時，肩甲骨になにが起こるかについて説明する場合に用いられる．つまり，肩甲骨が翼のように突出する場合である．この翼状肩甲骨は，通常では観察されない．

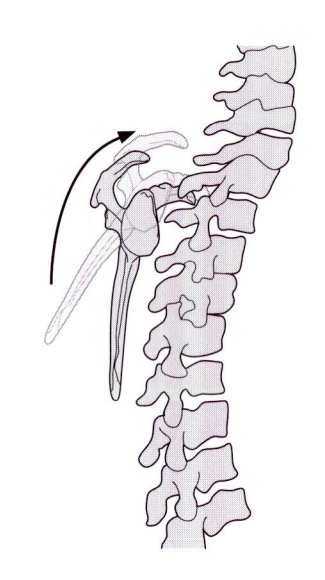

**所見の意味**　長胸神経が損傷を受けるか，筋自体が損傷を受ける場合に，本当の翼状肩甲骨が生じる．明らかに，これは普段よく出会う状態ではない．しかし，肩甲骨の前面に付着している筋が短縮する場合，それは肩甲骨を前傾させるので，下角がより突出する．このように，後方からの姿勢評価によって，身体の前方の軟部組織の状態について，手掛かりを得ることができる．

# 1. 上半身

## 肩甲骨の運動の復習

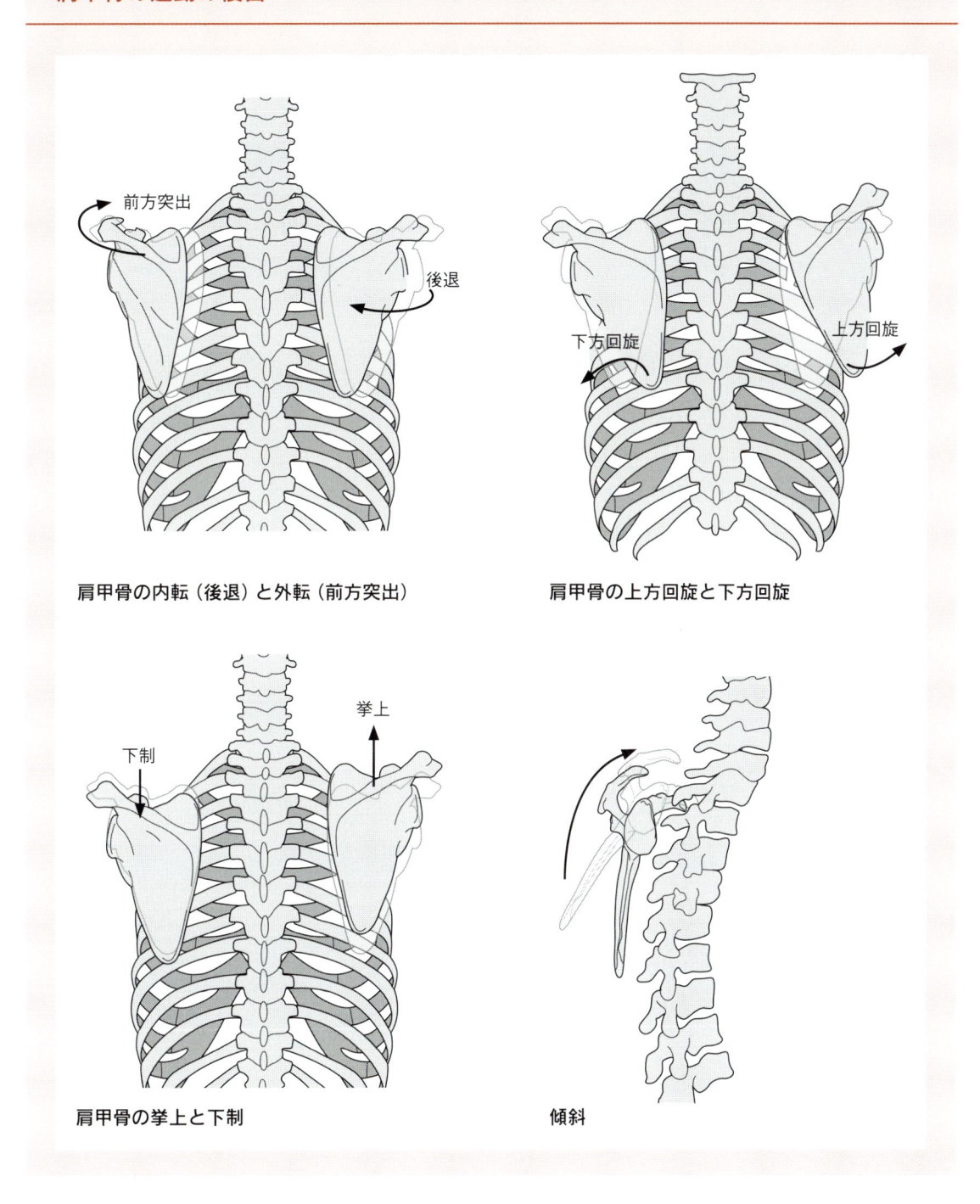

肩甲骨の内転（後退）と外転（前方突出）

肩甲骨の上方回旋と下方回旋

肩甲骨の挙上と下制

傾斜

43

## STEP・11 胸椎

つぎに，胸椎に注目する．胸椎のアライメントはまっすぐだろうか，または，側弯の所見があるだろうか（右図は側弯の所見を示している）？ 必要に応じて，棘突起を触診する．そして，脊椎の多くは垂直位から偏位しているのを思い出し，頚椎でも行ったように，それらに目印をつける．

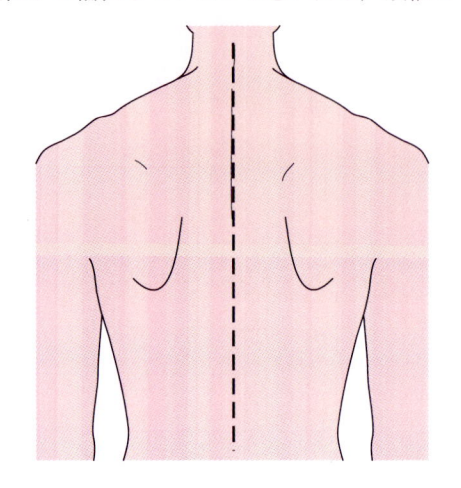

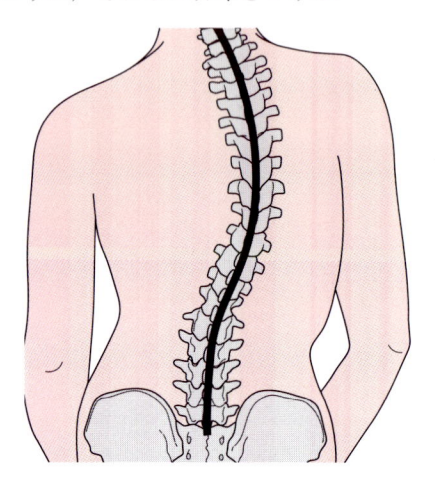

**助言** 身体用ペンを使いたくない場合，使用できるトリックは，脊椎のどちらか一側にやさしく指の爪をあてて動かすことである．それは，ちょうどわずかな赤い目印を残すのに十分な程度で，クライエントを傷つけるほど強くてはいけない．それから，クライエントから少し離れて，つけた爪痕の軌跡を観察する．爪痕の軌跡はまっすぐだろうか，または，偏位しているだろうか？

クライエントの側方から脊椎に関する姿勢評価を行えば，前弯（lordosis）と後弯（kyphosis）を評価する際に必要なより多くの情報を得られるだろう．それでもやはり，この後方からのSTEPは，クライエントが過度な（胸椎）後弯（kyphotic）か，減少した（胸）後弯（訳注：「flat back」は平背であるが，このSTEPでは胸椎領域を述べているのでこのように訳した）かどうか注意するために，この胸椎領域の第一印象を形作る時に役立つ．

**所見の意味** 側弯には多くの原因があることを覚えておくことは重要である．先天性か，損傷の結果か，生体力学的変化か，または脚長差の結果が原因である可能性がある．そして，その場合には骨盤が側方傾斜する．そして，脊椎はその骨盤の傾斜を代償することを強いられる．これらの原因の治療はそれぞれ違っていて，側弯の凹側の短縮した組織を伸張することを目的とする治療が問題を解決するという結論に急ぐべきではない．また，頚椎と同様に，脊柱の全体の弯曲と偏位は，この領域の疼痛を説明する際に役立つ．この側弯の状態を治療することが可能でなくても，または，全く治療を必要としていない場合でも，クライエントの脊椎が側方に偏位しているということに気づくことが重要である．

**助言** 側弯を観察する場合，クライエントにこの情報を示すことについては注意が必要である．一部のクライエントは，脊椎がまっすぐでないということを知って心配するかもしれない．また，多くの人の脊椎がまっすぐでないという事実によっても，クライエントは安心することができない．

1. 上半身

## STEP・12 胸郭

　胸郭の位置を観察をする．それは頭部と股関節に対してどのように位置しているのだろうか？　それは回旋または一側に偏位しているだろうか？

　助言　頭部，胸郭と骨盤の間の関係を理解する方法の一つは，それらを互いに対して移動することができる三次元のブロックまたは円柱として想像することである．胸郭は頭部（円柱）と骨盤（四角いブロック）の間に位置する円柱と考えられる．また，それらの構造物は子どもが遊びに使う木製のブロックのように回旋することができるだけでなく，お互いに反対側にすべりながら一側に移動することもできる．

　この写真のなかで，右の肩甲骨の内側縁は左の肩甲骨より突出しているだけでなく，観察者により近いようにみえる．これは体幹が時計回りに回転していることを示唆している．

　所見の意味　身体のこの部分に付着しない筋も含めて，多くの筋は胸郭の回旋に影響を及ぼす．表3.2は，体幹が回旋する時，どのように筋の長さが体幹の位置に対応するかを要約している．頚部の筋がなぜこの表に含まれるのか疑問に思う場合は，鏡をみて，一側に体幹を回旋させてみると良い．そうすると，頭を前方に保つために，頚部のどの筋が活動しなければならないかに気がつくだろう．

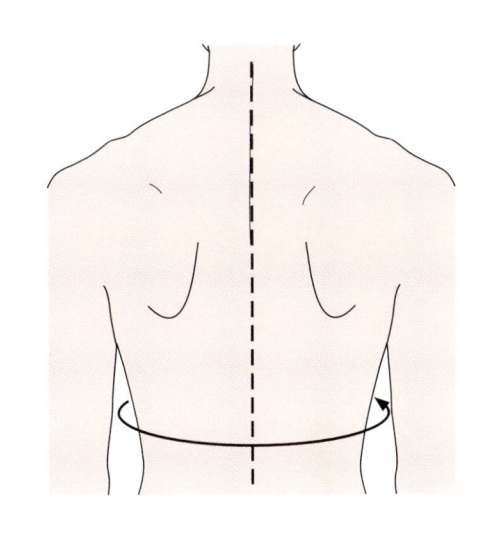

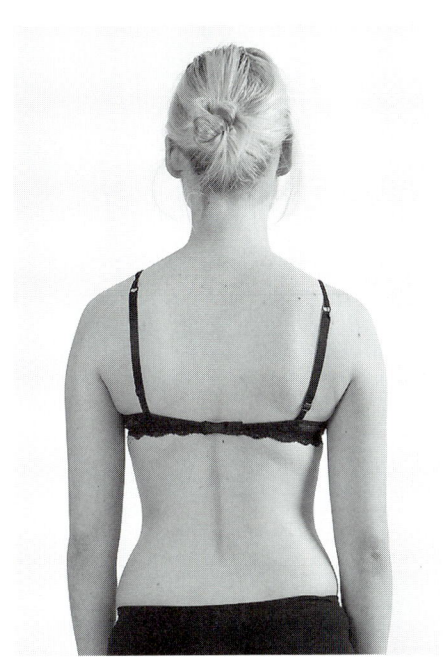

表3.2　体幹の回旋による筋長の変化

|  | 体幹の右回旋 | 体幹の左回旋 |
| --- | --- | --- |
| 短縮した筋 | 右の内腹斜筋<br>左の外腹斜筋<br>左の腰筋*<br>左の腰部脊柱起立筋<br>左に頚部を回旋させる筋 | 左の内腹斜筋<br>右の外腹斜筋<br>右の腰筋*<br>右の腰部脊柱起立筋<br>右に頚部を回旋させる筋 |

*腰筋は明確な回旋筋ではない．しかし，最近の研究は，腰痛が最初に考えられていたよりも，脊椎の回旋を含む安定性に関係していることを示唆している

45

## 第3章　後方からの姿勢評価

### STEP・13　皮膚のしわ

　もう一つの有用な評価方法がある．それは，体幹の一側に反対側より皮膚のしわが多いか，または，より深い皮膚のしわがあるかどうか観察することである．しかし，この評価のSTEPは，皮膚のしわの有無についてのものではない．つまり，体脂肪率の低いクライエントは，しわがある可能性はないが，太っているクライエントは多くのしわがある可能性がある．この評価STEPでは，身体の左右側に違いがあるかどうか評価することで，より深部の構造になにが起こっているかを説明し，皮膚に関する観察を行うことができる．

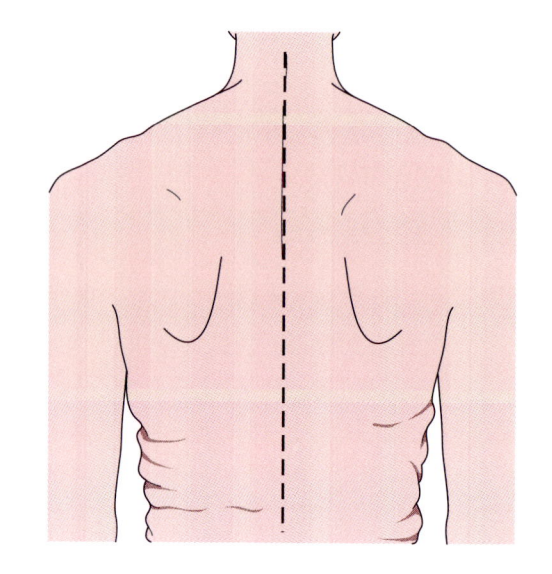

**所見の意味**　体幹を側屈する時，側屈側を圧迫しているのと同時に，反対側の組織を伸張している．この結果，体幹の側屈側のしわが深くなる．

**助言**　クライエントに右に傾く（側屈）ように求める．そして，体幹の右側面の皮膚のしわの変化を観察する．

　脊椎の重要な側屈筋は，腰方形筋である．体幹の右側面のより多くより深いしわは，同側の腰方形筋の短縮を示す可能性がある．

1. 上半身

### STEP・14　上肢の肢位

　つぎに，上肢を観察する．まず上肢と身体の間の間隔を比較する．この間隔は体幹の左側と右側で同じだろうか？　以下の写真のようにクライエントがリラックスした姿勢で立っている時，2人とも左上肢と体幹の間の間隔が右上肢と体幹の間の間隔より大きいことを，どのようにして観察することができるだろうか？

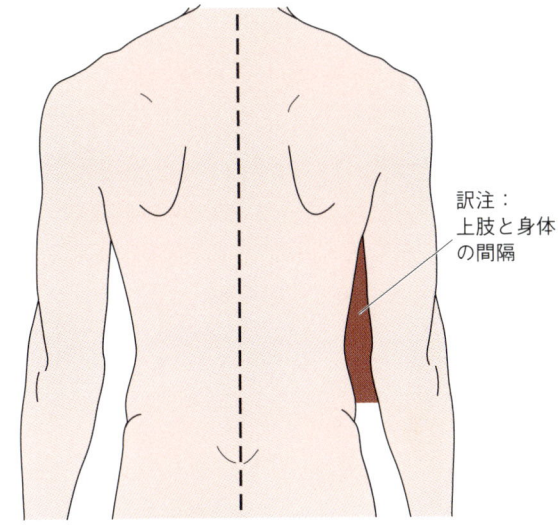

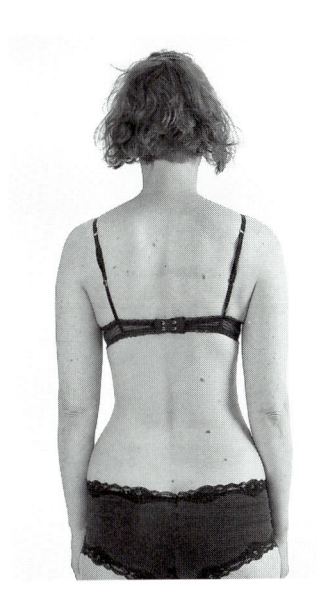

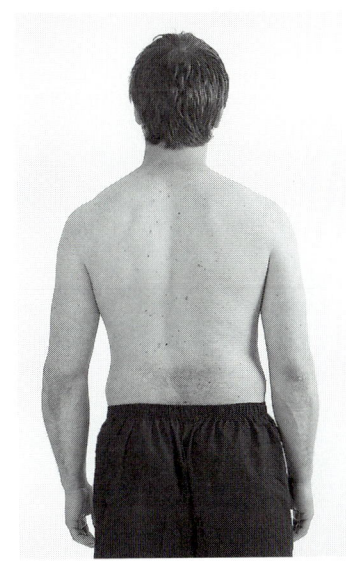

訳注：
上肢と身体
の間隔

**所見の意味**　これらの写真のなかで示される姿勢について，考えられる理由が3つある：
- より大きな間隔を示している側の上肢が，より肩関節外転している．この肩関節外転側の棘上筋または三角筋（もしくは両方とも）は，反対側の対応する肩周囲筋より短縮している可能性がある．
- クライエントはより大きな間隔を示している側に側屈している．もしこれが事実ならば，側屈する側の腰方形筋が短縮している可能性がある．
- クライエントは股関節を引き上げている．そして，側屈する側に骨盤を側方挙上している．

**助言**　自分自身で以下のことを行ってみよう．鏡の前に立って，身体の側方に上肢をおき，右上肢が垂下するように，右に身体を側屈させる．右上肢と体幹の側の間隔が増加することに注目してほしい．

## 第3章 後方からの姿勢評価

### STEP・15 肘の肢位

肘を観察しよう．肘の観察は，2つの理由から有用である．第1に，図aのように両肘が同じ高さであるかどうかは，クライエントの肩の下制や挙上に，または，体幹が側屈していることにしばしば結びついている．第2に，クライエントの手の肢位（49頁のSTEP 16参照）を観察するのと同様に，肘の肢位を観察することによって，肩関節が内旋している（図b）かどうかの判断の助けとなる．上腕骨内旋は軟部組織のインピンジメントに起因する肩の痛みに関与する可能性がある．

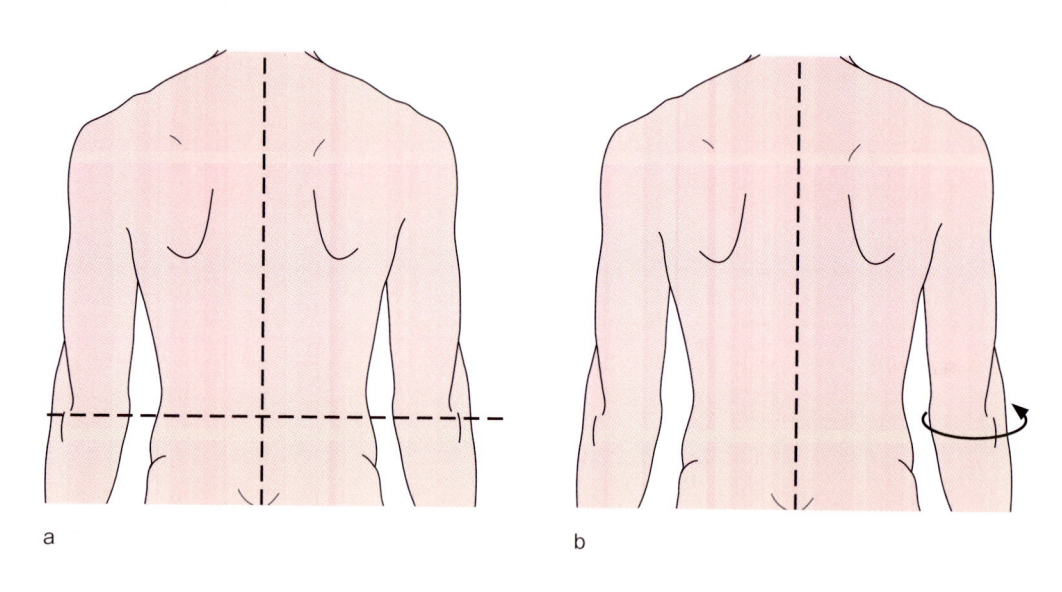

a

b

**助言** クライエントに肘関節を屈曲するよう求め，身体用ペンを使って，各々の肘頭突起に小さい点を目印としてつける．それから，両上肢をリラックスさせて立っているクライエントの左右の肘を比較する．クライエントにわざと一側の上肢を内旋させるよう依頼して，同側の肘頭突起がどのように外側に移動するかを観察する．

この写真の人の左肩は，内旋しているようにみえる．

**所見の意味** 上腕骨の内旋筋（例えば肩甲下筋，大胸筋，大円筋）が短縮している可能性がある．

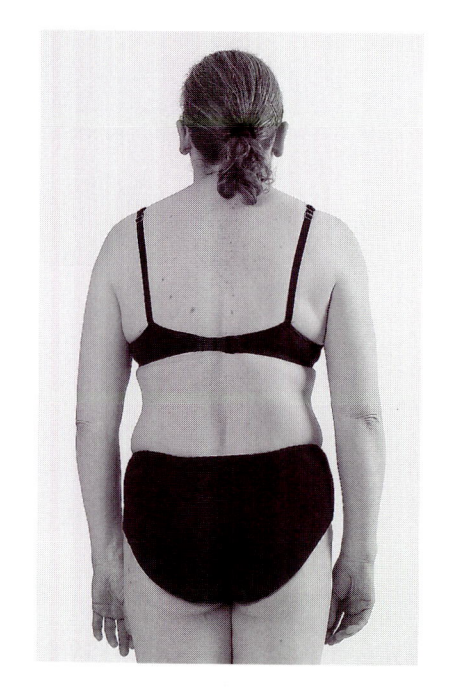

## STEP・16 手の肢位

手の肢位と，どの程度手掌をみることができるかを観察する．

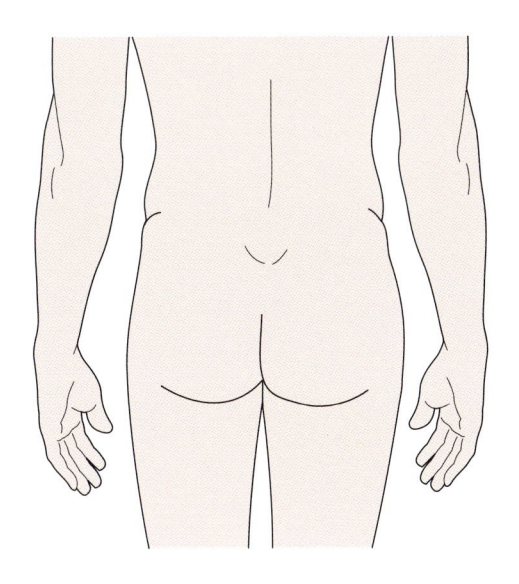

**助言** 肘または手関節部，もしくはその両方での回外筋や回内筋の短縮は，立位での手の肢位を変える可能性がある．

**所見の意味** 手掌がより多くみえるということは，上腕骨がより多く内旋しているということである．また，クライエントの上腕骨が内旋しているということを知っておくことによって肩の痛みを説明できるので有用である．この姿勢の例は 48 頁に示されている．

## STEP・17 その他の観察

　つぎの下半身の観察に進む前に，上半身の評価STEPの最後にあたり，その他の観察で注意するべきことを述べる．例えばクライエントの皮膚の瘢痕や傷，変わった印である．明らかに姿勢に影響を及ぼす，つぎのようなことに気づくかもしれない．例えば，クライエントの上肢がギプス包帯をつけていたり，三角布で吊り下げれられていたり，または肘頭の滑液包が明らかに腫脹していたりすることである．この写真の男性は，最近の転倒の後で背中にひどい打撲傷を呈していた．彼は評価の際に下着を着用していたので，この打撲傷は評価のはじめにはみられなかった．

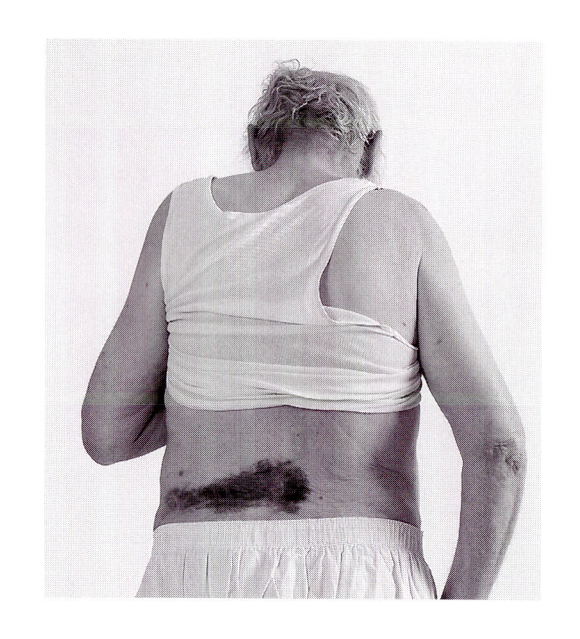

# 2. 下半身

*Lower Body*

　下半身の姿勢評価をできるだけ有効にするために，クライエントは裸足で立ち，下着かランニングパンツを身につける．

## STEP・1　腰椎

　腰椎はまっすぐだろうか，それとも，側弯の所見があるだろうか？　腰椎の弯曲の増加や減少については，側方からの観察がもっとも良いが，この腰椎領域の第一印象を注意深く観察すること．例えば，腰椎の弯曲は前弯にみえるだろうか，または，平坦にみえるだろうか？

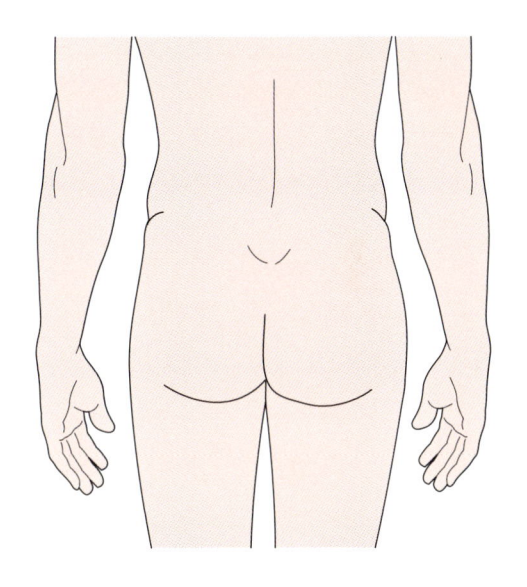

　以下の2枚の写真をみてほしい．二人とも脊椎がまっすぐでないということがわかるだろうか？　また，腰の皮膚のしわについて，なにに気がつくだろうか？　右側のしわがわずかに深いということがわかるだろうか？

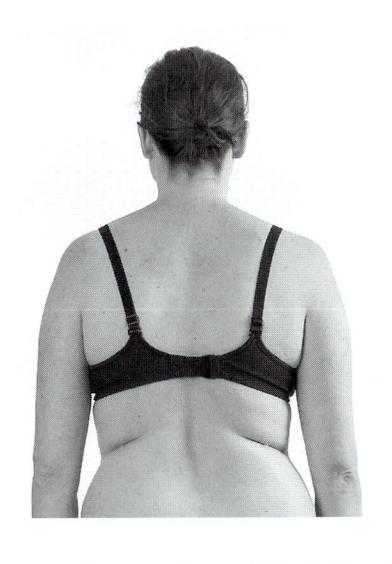

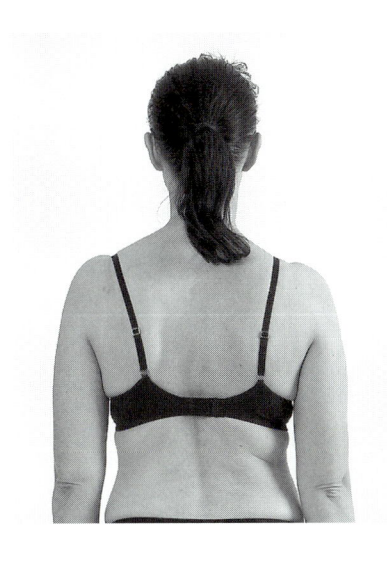

**所見の意味**　腰椎の弯曲は，最近の外傷（例えば椎間板ヘルニア），筋痙攣，側弯，筋力の不均衡または骨盤の側方挙上による腰椎側屈を含む種々のものを示す可能性がある．

## 第3章　後方からの姿勢評価

### STEP・2　腸骨稜

　多くの経験豊かなセラピストは，骨盤の位置を調整することによって姿勢の不均衡に対処できると考えている．つまり，姿勢の不均衡が上半身または下半身にあるかどうかにかかわらず，骨盤の位置をより正中位（neutral position）に戻すことが，これらの不均衡を解決するのを助けると考えている．骨盤の位置の調整（positioning：ポジショニング）に関する以下の評価のSTEP（側方からの評価も含む）は，セラピストにとって重要であると考えられる．したがって，骨盤が左右同じ高さであるか，または，側方傾斜しているかを調べる．

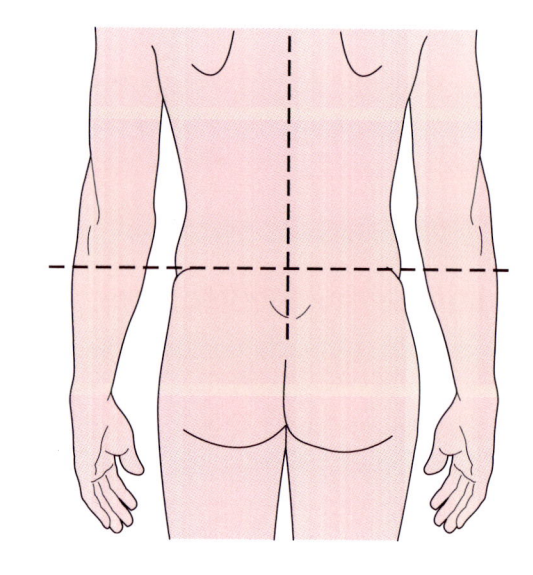

> **助言**　姿勢評価に不慣れな時，骨盤が左右同じ高さであるかどうかを確認する良い方法は，クライエントの後ろで座るか，しゃがんでクライエントの腰の上に手をやさしく置くことである．まず腰のやわらかい部分に指をおいて，それから下にずらして腸骨稜の上に指を置く．そして，骨盤の左右が同じ高さかどうかを評価する．

　図aは正常な骨盤を示す．そして，図bは骨盤の右が側方挙上し，骨盤の左が側方下制している骨盤を示している．

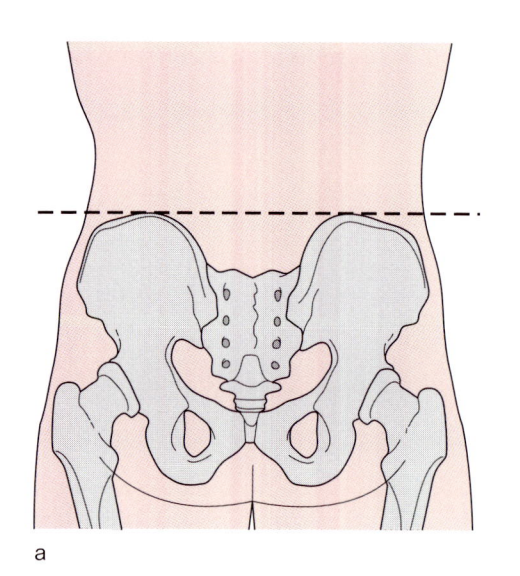

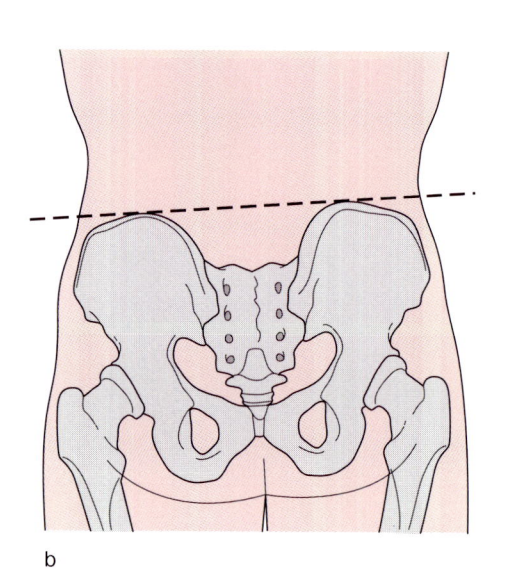

a　　　　　　　　　　　b

## 2. 下半身

**助言** 鏡の前に両足で立ち，側方傾斜した骨盤を観察するのと同様に，指の感覚によって側方傾斜した骨盤を感じることができる．下肢にギプス包帯をつけていて，膝関節を屈曲できない場合を想像してほしい．手を股関節部において，ゆっくりと右下肢の踵を床から持ちあげ，右足の足趾を床に接したまま保持する．骨盤の右側が側方挙上するのが観察でき，指で感じることができるだろう．そして，この骨盤の肢位に対応するために，腰椎が右に側屈する．

**所見の意味** 右に側方挙上した骨盤を代償するために，クライエントは腰椎の右側屈を行う可能性がある．そして，それによって腰の右側により多く深い皮膚のしわができるだろう．この場合，右側の腰方形筋は，右側の腰椎の脊柱起立筋と同様により短縮しているだろう．また，股関節も骨盤傾斜の影響を受ける．右股関節は内転し，左股関節は外転する．したがって，クライエントは右の股関節内転筋と左の股関節外転筋の短縮を伴って，右の骨盤を側方挙上する可能性がある．

**助言** 股関節上で側方傾斜した骨盤が行う作用を視覚化しやすいように，2本の脚が下にあるテーブルとして骨盤を描く（Levangie and Norkin, 2001）．テーブルの脚は左右に自由に動く．つまり，内転と外転ができる．つぎに，テーブルの上面を左に傾けることを想像する．つまり，テーブルの右が挙上する．なにがテーブルの脚に起こるだろうか？ 2本のテーブルの脚は，垂直のままであるが，テーブルの上面との間の角度に変化が生じる．これは，股関節と大腿骨との連結の関係を意味する．テーブルの右脚は内転し内角（internal angle）が減少する．そして，左脚は外転し外角（external angle）が減少する．

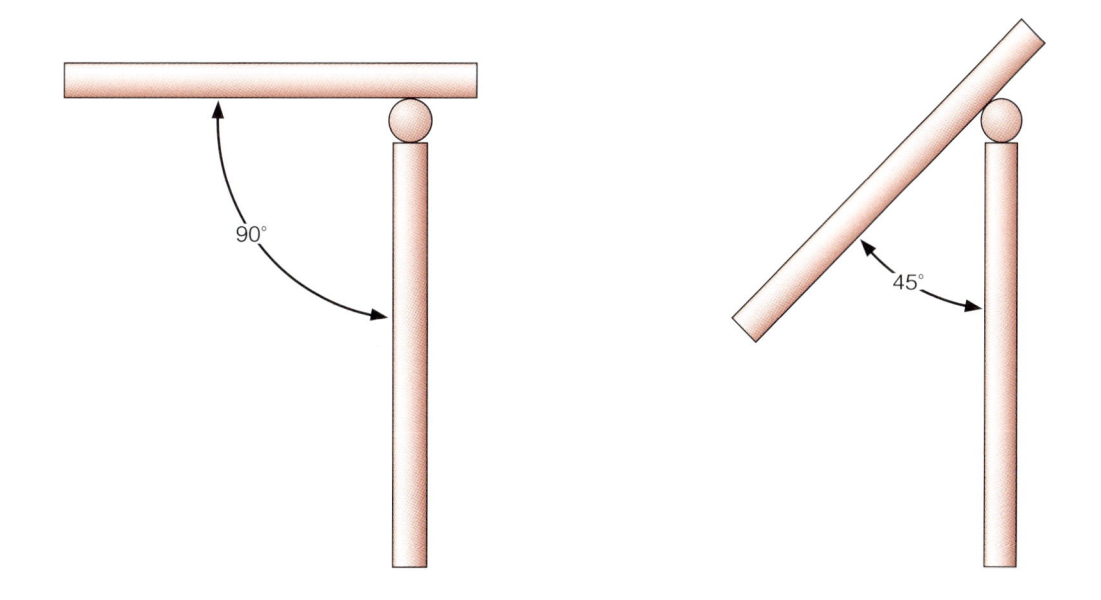

一側の下肢がもう一側の下肢より長いクライエントは，骨盤が側方傾斜する可能性がある．

## 第3章 後方からの姿勢評価

つぎに，坐骨を観察する．以下の図で，坐骨が右上に挙上しているのがわかるだろうか？ これは，ハムストリングの長さによって生じているのだろうか？ もし，両膝関節が同じ高さである場合，左のハムストリングスは右のハムストリングスより短縮しているのだろうか？

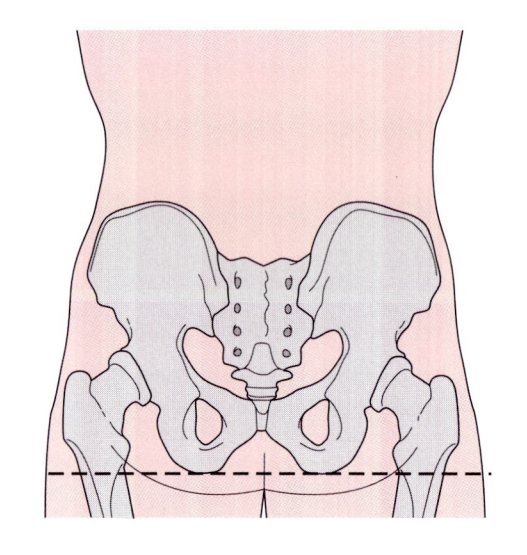

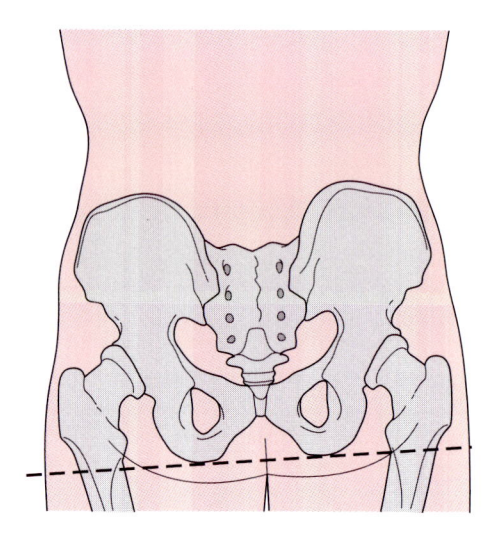

これらの所見は，表3.3に要約されている．

表3.3 側方傾斜した骨盤の考えられる作用

|  | 骨盤の右側方挙上 | 骨盤の左側方挙上 |
| --- | --- | --- |
| 腰椎への作用 | 腰椎は右に側屈する．腰椎の弯曲は右に凹である | 腰椎は左に側屈する．腰椎の弯曲は左に凹である |
| 腰部の筋への作用 | 右の腰方形筋と右の腰部の脊柱起立筋の短縮がある | 左の腰方形筋と左の腰部の脊柱起立筋の短縮がある |
| 股関節への作用 | 右の股関節は内転し，左の股関節は外転する | 左の股関節は内転し，右の股関節は外転する |
| 股関節周囲筋への作用 | 右の股関節内転筋と左の股関節外転筋の短縮があり，左右のハムストリングスの間に不均衡がある | 左の股関節内転筋と右の股関節外転筋の短縮があり，左右のハムストリングスの間に不均衡がある |

助言 腸骨稜はだいたい第4腰椎の位置と等しい．これは脊椎のこの領域を触診する場合に役立つ情報である．

## STEP・3 上後腸骨棘

上後腸骨棘（posterior superior iliac spine：PSIS）は，一部のクライエントがこの領域でもっているえくぼ（dimple）の下にちょうど位置している．親指をここに置いて，左右のPSISの位置が同じ高さであるかどうかを評価することは，立位で骨盤の側方傾斜を確認するもう一つの方法である．以下の写真において，えくぼの位置は，右のPSISが左のPSISより高いことを示唆している．写真の人の脊椎はまっすぐだろうか，それとも，少し右に側屈しているだろうか？

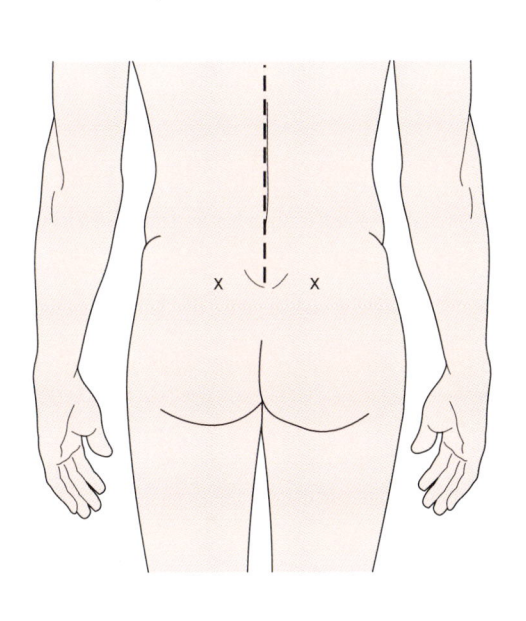

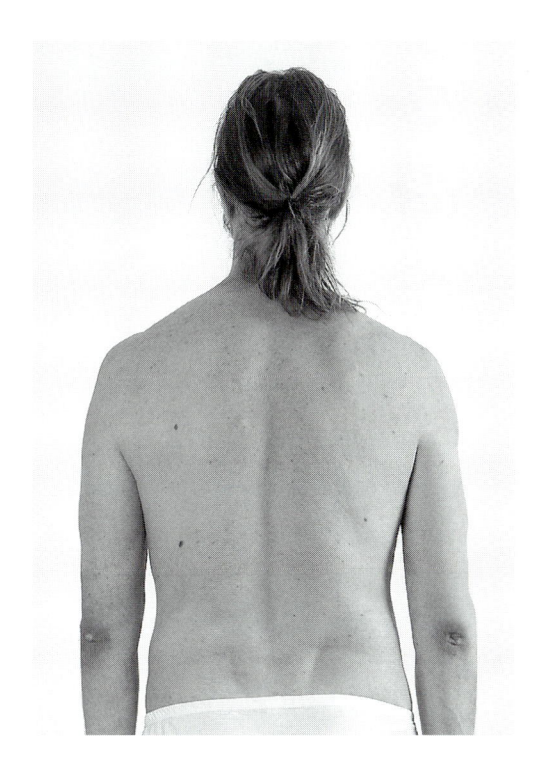

所見の意味　左右のPSISが正常な場合には，同じ水平面に位置することを理解していても，まだどちらかのPSISがより高い位置にあることを観察した場合，これは骨盤が側方傾斜していることを示唆している．

第3章　後方からの姿勢評価

## STEP・4　骨盤の回旋

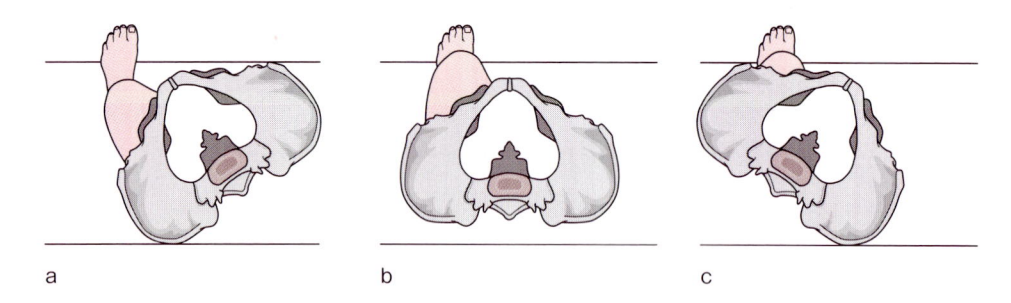

a　　　　　　　　　　b　　　　　　　　　　c

(a) 骨盤は逆時計回りに（左に）回旋している．
(b) 正常な骨盤である．
(c) 骨盤は時計回りに（右に）回旋している．

　一本のひもに通されている立方体の形の数珠玉（ビーズ）が，ひもに対して回旋できるように，骨盤は脊椎に対して回旋することができる．クライエントの骨盤に置いている手で，骨盤が腰椎に対して回旋しているかどうかを評価する（さらに，付録の姿勢評価表を使い，側方と前方からクライエントを観察することによって評価する必要がある）．骨盤は時計回りに回旋しているだろうか？　その場合は，骨盤の右側がセラピストに近づき，左側が離れていく．または，骨盤は反時計回りに回旋しているだろうか？　その場合は，骨盤の左側がセラピストに近づき，右側が離れていく．上記の図はわかりやすいように，回旋運動を誇張して描かれている．実際は骨盤の回旋はより小さい動きである．

　助言　クライエントが前方に1枚と後方に1枚の2枚のガラス板の間に立っていることを想像すると，骨盤の回旋を判定するのに役立つ．骨盤の一側のPSISは，反対側のPSISよりクライエントの後方のガラス板に近くみえるだろうか？

　所見の意味　骨盤が時計回りで，左側がセラピストから離れて回旋している場合，右の内腹斜筋と左の外腹斜筋が短縮している可能性がある．骨盤が反時計回りで，右側が前方へ回旋している場合，反対に左の内腹斜筋と右の外腹斜筋が短縮している可能性がある．また，骨盤の回旋は足部と膝関節に影響を及ぼす．

## STEP・5 殿部のしわ

　大腿近位部の殿部のしわを観察することは，いつも可能とは限らない．または，その観察自体が適切とは限らない．例えば，クライエントが長めの半ズボンや自転車用半ズボンを着ている場合，このしわを観察することはできない．詳細については第5章を参照してほしい．

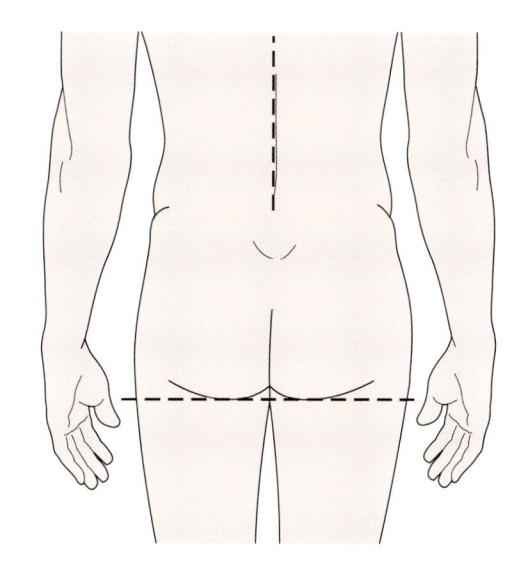

> **助言** 殿部のしわは大殿筋の上にある脂肪によって形成されていて，大殿筋下部線維の位置を示しているものではない．

　一部のセラピストは，左右の骨盤が同じ高さであるかどうかを確認するための指標として，坐骨結節を触診することを選択する．しかし，坐骨結節を触診することに慣れていない場合，この段階でこの評価を行うことが，侵襲的すぎるのではないか，あるいは不適当ではないかを判断する必要がある．

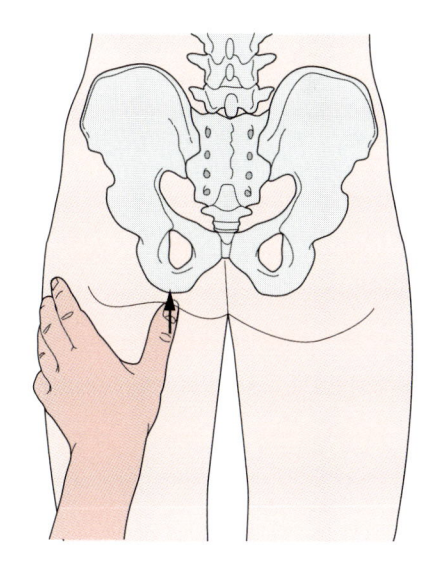

## 第3章　後方からの姿勢評価

　この写真の女性は，左右同じ高さでない殿部のしわがある人の良い例である．彼女の下着の位置を観察してほしい．彼女の骨盤の右側が左側より高くみえるだろうか？

<u>所見の意味</u>　身体の一側で，より多くの体重を支持しているクライエントは，その側により深い殿部のしわをもっている．これは，骨盤が側方傾斜しているクライエントでもしばしば観察される．骨盤が右に側方挙上している評価STEP 2の場合のようなクライエントが，より深い左の殿部のしわをもつようにみえる．また，殿部しわの高さの差が，下肢の脚長差と一致するだろうか？　以下の図は殿部に対する下肢骨の長さの変化を例示している．

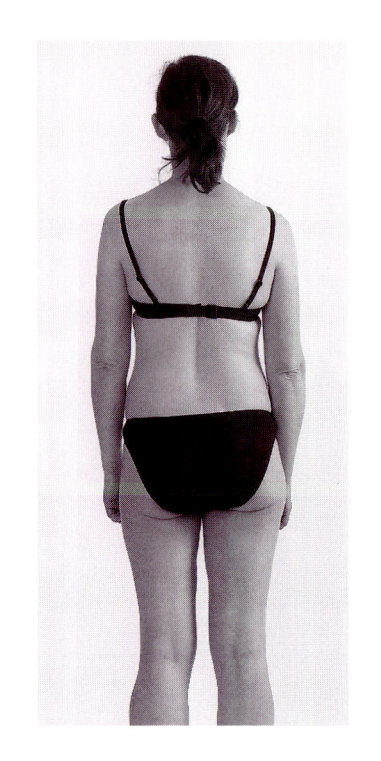

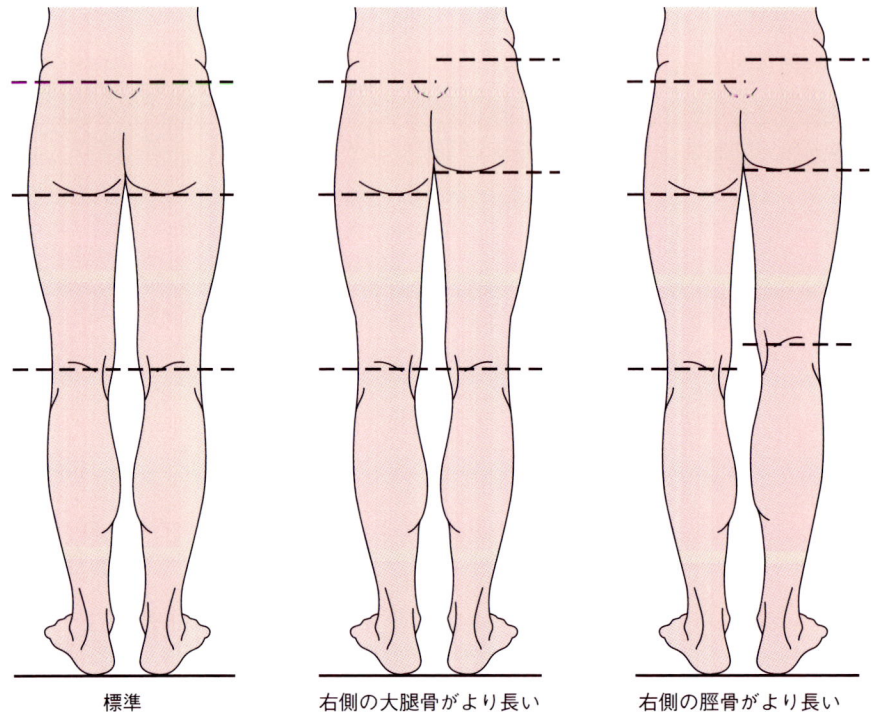

　　　標準　　　　　右側の大腿骨がより長い　　　右側の脛骨がより長い

　上の写真をみてほしい．この人の膝のしわは左右同じ高さだろうか？　骨盤が右に側方挙上する原因は，右側の脛骨か大腿骨の一方あるいは両方が，左側の脛骨と大腿骨より長いからではないだろうか？

## STEP・6 大腿の大きさ

　左右の大腿の大きさを比較する．左右の大腿の大きさは同じだろうか？

**所見の意味** 一側の大腿がより大きいことは，もう一側の下肢に対して大腿の筋をより多く使用していることを示唆している．その他の解釈としては，リンパ浮腫患者に認められるように，リンパ液の排出（drainage：ドレナージ）が不十分であることを示唆しているかもしれない．また，著しく減少した大腿の大きさは，筋萎縮であり，疾患後や運動制限（immobility）後のクライエントで観察される．

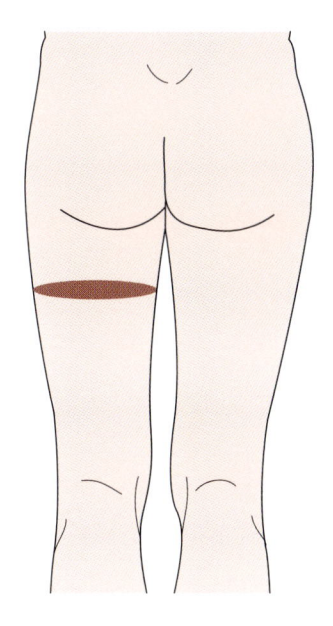

**助言** 下腿や足部または足関節を負傷したクライエントは，単にその下肢を使用していないので，患側の大腿がより小さくなっているのをしばしば観察する．これは，反対側の大腿の大きさの代償的な増加を伴うことになる．したがって，右側のアキレス腱断裂から回復したクライエントは，右側の下肢の大きさが減少し，左側の下肢の大きさが増加している．

第3章 後方からの姿勢評価

## STEP・7 内反膝と外反膝

アライメントと全体的な形状に関して，膝を簡単に観察してみよう．

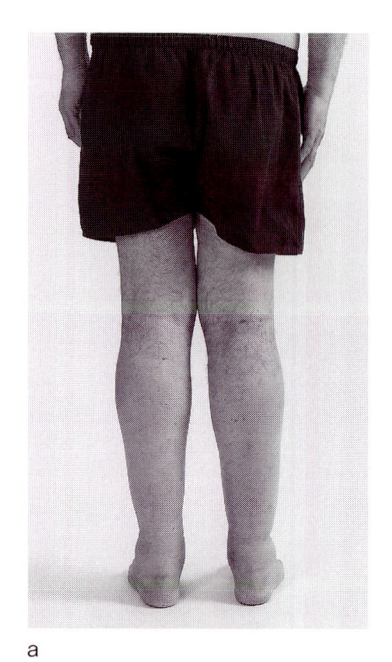

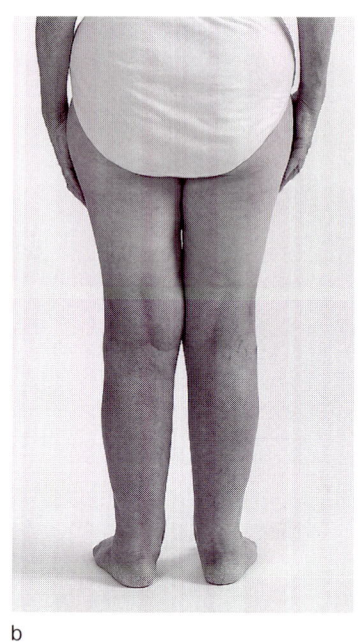

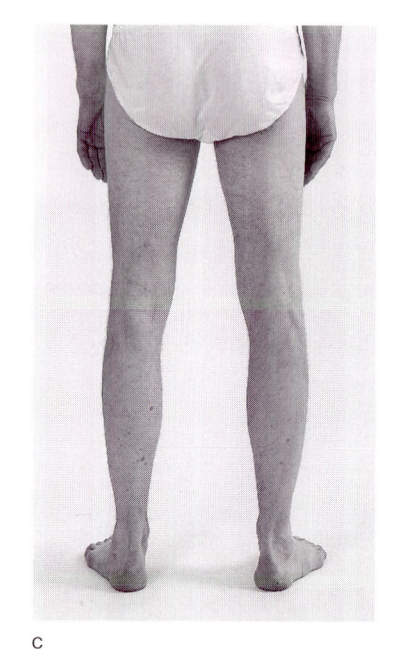

a

b

c

　写真 a は右側の軽度の外反膝を示す．
　写真 b は左膝の軽度の外反膝を示す．
　写真 c は右膝の軽度の内反膝を示す．右側の脛骨が弯曲しているかどうかを観察してほしい．

**所見の意味** ある症例では内反膝が観察され，他の症例では外反膝が観察されるだろう．より詳細な情報については，前方からの姿勢評価の下半身の評価 STEP 5（112頁）を参照してほしい．

### STEP・8 膝関節の後部

　膝関節の後面を観察する．そして，なにか変わったことがないか注意してほしい．立位でクライエントの膝関節が正常な肢位にあるか，屈曲しているか，または，過伸展しているかについて注意することが重要である．これは側方からの姿勢評価でもっともよく観察できる．しかし，時々，膝窩領域がどれくらい突出しているかを観察することによって，膝関節の肢位を知ることができる．また，その領域に浮腫か滑液包炎の徴候があるだろうか？

所見の意味┃膝関節の後面に通常より深いしわがある場合，これはクライエントが膝関節を屈曲させて立っていることを示す．膝関節の後面が突出している場合，膝窩筋はわずかに突出しているようにみえる．これはクライエントが膝関節を過伸展させていることを示している．滑液包炎は明らかな膝関節後面の突出を示す．

## 第3章　後方からの姿勢評価

### STEP・9　ふくらはぎ（腓腹部）の大きさ

　つぎに，下腿後面筋の形と大きさを観察する．ふくらはぎは肥大しているだろうか，または，一側が反対側より大きくみえるだろうか？

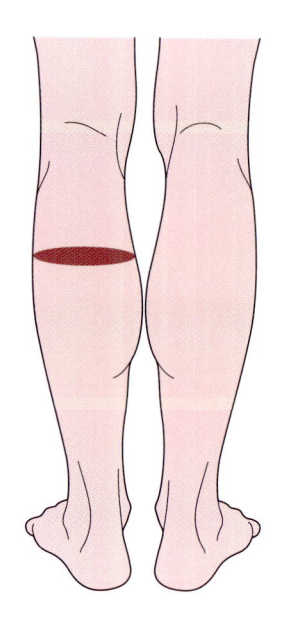

**所見の意味**　STEP 6（大腿の大きさ）で言及したように，より大きな下腿後面筋は反対側と比較して，同側でのより多くの体重支持や過使用を示す．より小さい下腿後面筋は，より少ない筋の使用または萎縮を示唆する．そして，それは長期間にわたる病気または運動制限の後で一般的に認められる．

**助言**　子どもの頃や10歳代の頃に，下腿または足関節を骨折したクライエントの以前損傷した側には，より小さい下腿後面筋が観察されるだろう．小児期の間の体重負荷の減少は，筋と骨成長に影響を及ぼすだろう．一部のクライエントには，以前損傷した側で体重支持するのを無意識に避けるために，わずかではあるが反対側に体重を移動しているのが認められるだろう．

## STEP・10 ふくらはぎ（腓腹部）の正中線

　膝後面のしわからアキレス腱まで，クライエントのふくらはぎの中心を垂直に走っている線を想像する．もし必要ならば，身体用ペンを使用してこの線を引く．左右のふくらはぎとそれらの関係を身体の正中線と比較する．

**助言**　股関節回旋がどのようにふくらはぎの位置に影響を及ぼすかについて理解する一つの方法は，クライエントに股関節の肢位を変えるように指示する時，垂直なふくらはぎの線をクライエントに引いて，それから後方に下がってこれらの線を観察することである．最初に，クライエントに一側足部を内向きにして立つように求める．内旋した下肢と他のふくらはぎの線を比較すると，クライエントが股関節を内旋させるにつれて，ふくらはぎの線が身体の正中線から離れて，外側に移動することが観察できるだろう．それから，クライエントに一側下肢の足部を外向きにして外旋し，もう一側の下肢を前方に正常な肢位で保つように求める．今回は，ふくらはぎの線に正反対の動きが起こる．つまり，クライエントが股関節外旋筋を収縮させるにつれて，身体の正中線のほうへ，ふくらはぎの線は内側に移動する．

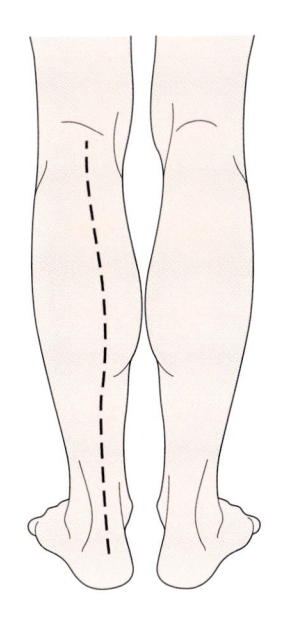

**所見の意味**　上記の助言の箇所で説明されている試みは，中心より外側にみえるふくらはぎの線が，その同側の股関節が内旋した結果として，または，大腿骨に対して脛骨が内旋した結果として，生じたことを示している．いずれにせよ，立位で足部の肢位は内向きに変化する．中心より内側にみえるふくらはぎの線は，正反対の下肢の動きを示す．つまり，その同側の股関節が外旋した結果として，または大腿に対して脛骨が外旋した結果として，クライエントは，足部の肢位を外向きにして立つ．
　表3.4はこの情報を要約して，股関節の外旋か内旋に作用する筋を記載している．
　股関節の問題をもつクライエントに出会った場合，まず姿勢評価から開始するべきである．つまり，ある筋群で短縮がみられると，後にこれらの筋の緊張や短縮をみつけるための検査をする必要があるからである．ふくらはぎの位置の異常が，股関節筋の不均衡か脛骨の回旋に起因するかどうかについて理解することがもっとも重要であることを覚えておいてほしい．その原因の違いによって，治療手順がそれぞれ異なるからである．

表 3.4　ふくらはぎの線に関係する足部の筋と下肢の筋の作用

|  | ふくらはぎの線は外側に移動する | ふくらはぎの線は内側に移動する |
|---|---|---|
| 股関節または脛骨の肢位，または両方の肢位 | 股関節か脛骨，または両方の内旋を示す | 股関節か脛骨，または両方の外旋を示す |
| 足部の肢位 | 時々，クライエントは足部を内向きにして立っている | 時々，クライエントは足部を外向きにして立っている |
| 短縮した筋 | 股関節の内旋筋：小殿筋<br>　　　　　　　　中殿筋（前部線維）<br>　　　　　　　　内転筋<br>　　　　　　　　恥骨筋<br>　　　　　　　　薄筋 | 股関節の外旋筋：大殿筋<br>　　　　　　　　中殿筋（後部線維）<br>　　　　　　　　梨状筋<br>　　　　　　　　大腿方形筋<br>　　　　　　　　閉鎖筋<br>　　　　　　　　双子筋<br>　　　　　　　　腰筋*<br>　　　　　　　　縫工筋 |

*腰筋は明確な回旋筋ではない．しかし，最近の研究は，腰筋が最初に考えられていたよりも，脊椎の回旋を含む安定性に関係していることを示唆している

## STEP・11 アキレス腱

　アキレス腱と踵骨の肢位を観察する．もし必要なら，アキレス腱から踵骨を通って床までの垂直線を引く．それから後方に下がって，引いた線を観察する．アキレス腱はまっすぐだろうか，それとも凹または凸だろうか？　足部は外反（roll out）または内反（roll in）しているようにみえるだろうか？

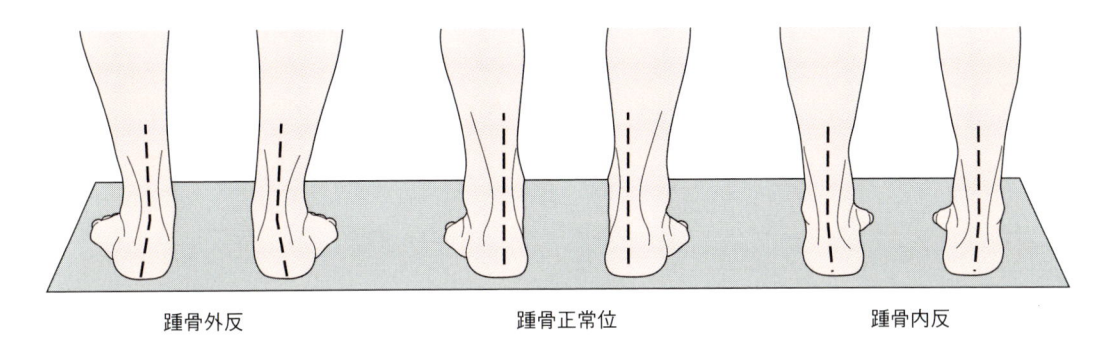

踵骨外反　　　　　　踵骨正常位　　　　　　踵骨内反

　この写真には，3人のクライエントの6つの足関節が写っている．クライエントの姿勢評価をする時には，アキレス腱の形，踵骨の肢位，足関節の肢位，さらに足部の肢位を観察する．

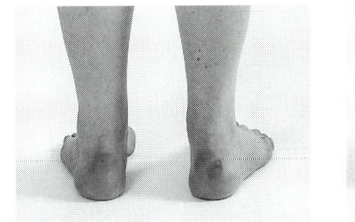

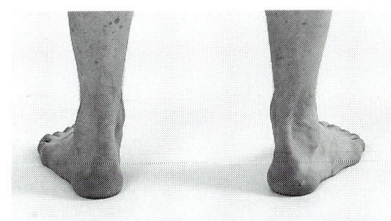

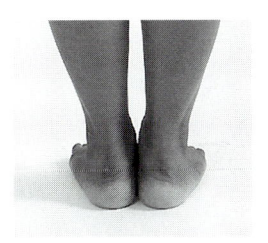

**所見の意味**　アキレス腱の観察によって，過剰な足関節外反または足関節内反に関する情報を得ることができる．足関節が過剰に外反（一般的には，過度の回内とよばれる）しているクライエントは，その下腿の腓骨筋が短縮している可能性がある．

第3章　後方からの姿勢評価

### STEP・12　内果と外果

　後方から観察すると，足関節の内果と外果は同じ高さではない．内果は外果より上方にある．しかし，左足関節の外果は右足関節の外果と同じ高さでなければならない．そして，左足関節の内果は右足関節の内果と同じ高さでなければならない．この写真の人は，内果が突出している．それはクライエントの脛骨が捻転して，脛骨全体と同様に両膝関節が内側に屈曲することによって，脛骨遠心端が内側に回転することによるのだろうか？　このことは，なぜ左右の足関節の内果をより注意深く観察するべきかを説明している．

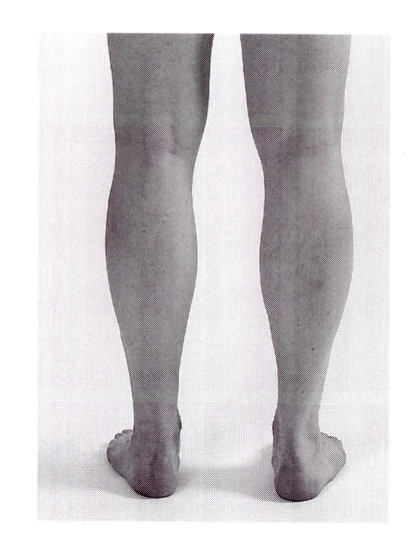

**所見の意味**　この図は，外反足（pes valgus）または内反足（pes varus）の時，内外果と踵骨がどのように位置を変えるかについて説明している．外反足では，内果は正常な足部の内果の位置より上にみえ，外果は正常な足部の外果より下にみえる．足関節外反（ankle eversion）で，距骨と踵骨は下腿の正中線から離れて内側に傾斜する．これは下腿三頭筋，後脛骨筋，長母趾屈筋，長趾屈筋と前脛骨筋を含む足部の回外筋の弱化を示している．また，足部の内側の圧力が増加している．さらに，外反足の姿勢で立っている人は，腓骨筋が短縮している可能性がある．

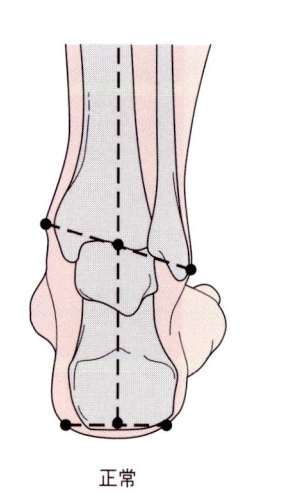

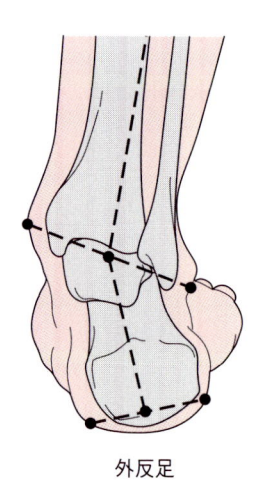

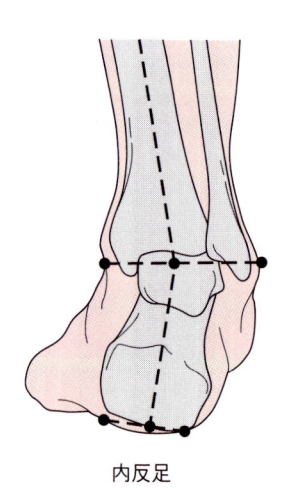

正常　　　　　外反足　　　　　内反足

内反足で立っている人は，踵骨が内反（回外）している〔inverted (supinated)〕．内果は正常な足部の内果の位置より下にみえる．そして，外果は正常な足部の外果より上にみえる．66頁の図で示されているように，距骨と踵骨の肢位の変化がある．この肢位は足部の回内筋の弱化に関係している．つまり，腓骨筋，長趾伸筋と長母趾伸筋の弱化である．表3.5はこの情報を要約している．

表3.5　外反足と内反足に関係する変化

|  | 外反足 | 内反足 |
| --- | --- | --- |
| 足部の肢位 | 外反（回内） | 内反（回外） |
| 正常な足部に対する内外果の肢位 | 内果は上，外果は下 | 内果は下，外果は上 |
| 伸張された，弱化した可能性のある筋 | 足の回外筋．下腿三頭筋，後脛骨筋，長母趾屈筋，長趾屈筋および前脛骨筋 | 足の回内筋．腓骨筋および長趾伸筋 |
| 体重負荷 | 足部の内側により多く体重負荷する | 足部の外側により多く体重負荷する |

第 3 章　後方からの姿勢評価

### STEP・13　足部の肢位

最後に，無意識な足部の位置を観察する．各足部は，通常は身体の正中線から等距離である．

**助言**　後方から足部の肢位を評価する方法の一つは，どれくらい多くの足部や足趾を外側に観察できるかである．より多くの足部の外側面（すなわち，より多くの足趾）を観察することができれば，その側の足部の外向きの程度はより大きい．

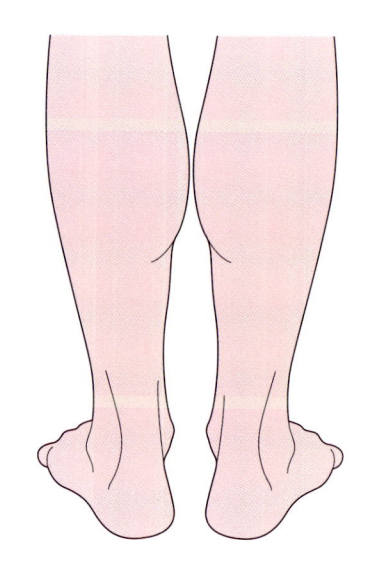

**所見の意味**　すでに STEP 10 で学んだように，足部と下肢の肢位は股関節と脛骨の肢位と結びついている．立位で足部が内向きの人と外向きの人のどの筋が短縮するかについては，64 頁を参照すること．

**助言**　足部の肢位に基づいて，クライエントの回旋筋が短縮していると考えられる場合，簡単であるが有効な確認するための検査は，単にそれらの回旋筋を伸張する足部の位置で立ってもらうことである．例えば，クライエントが足部を内向きにして立っている場合，バレエダンサーのように足部を外向きにして立ってもらう．もし回旋筋が短縮している場合には，クライエントはこの足部が外向きの肢位を少し不快に感じるだろう．

### STEP・14　その他の観察

最後に，上半身の後方からの姿勢評価を行う際に，皮膚の瘢痕，傷または変わったことがないか印を注意深く観察する．絆創膏やテーピングは，損傷の治療で使用されたのだろうか？

## Quick Questions

1. どの筋が頚部を右に側屈させるだろうか？
2. 筋の大きさを観察する時に肩周囲筋の萎縮に気がついた場合，なにがこの萎縮の原因だろうか？
3. 翼状肩甲骨はなにを意味するのだろうか？
4. クライエントのどの腰背部筋が短縮すると，骨盤の左側方挙上を伴って，体幹が左側屈するだろうか？
5. 一側のふくらはぎの正中線が，もう一側の下腿より外側に移動する2つの場合はどういった時か？

# 第4章

# 側方からの姿勢評価

　今まで後方からの姿勢評価を行ったので，つぎは側方から同様の評価STEPによってクライエントを観察する．第3章と同様に，本章では段階的に身体を区分して観察する方法で，なにを評価するべきかについて学ぶ．もちろん，実際は我われの身体のさまざまな部分は，その一部分だけでは機能しないので，92頁で示されているように，クライエントの全体的観察を行うことによって，本章の評価を終えることが重要である．まず，140頁にある側方からの姿勢評価表をみることからはじめよう．この評価表は，全体で15 STEPの姿勢評価がある．つまり，上半身の姿勢評価のための8 STEPと下半身の姿勢評価のための6 STEP，クライエントの全体的な姿勢評価のための1 STEPがある（訳注：140頁からの「側方からの姿勢評価表」には全体的な姿勢評価のための欄がなく，本文のみに記載されている）．身体の左側と右側を比較する必要があるだろう．時間と動作を節約するために，一側からの姿勢評価のSTEPを順番に行ってから，もう一側に移ることをお勧めする．

# 1. 上半身

*Upper Body*

## STEP・1 頭部の肢位

　頭部の肢位を身体と比較して評価することからはじめよう．頭部は胸郭の上に問題なく位置しているだろうか？　または，まるで急いで走っている人のように，頭部が前方に押し出され，あごが上を向いているだろうか？

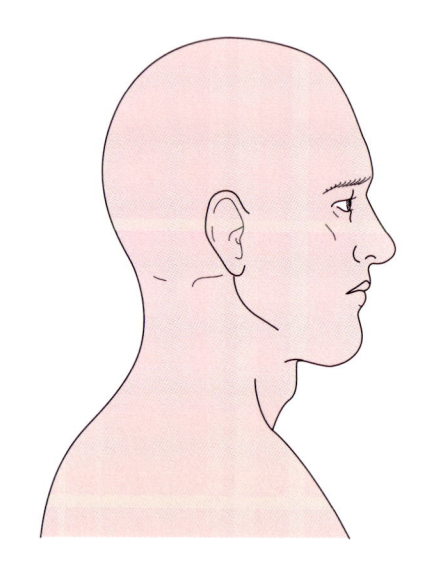

<u>所見の意味</u>　頭部前方位姿勢は，頚部，胸部と上肢に影響を及ぼす．この姿勢では，頚部の前弯が必ずしも増加するわけではないことを知っておくことが重要である．むしろ，頭部は身体から前方に遠く離れた位置にある．したがって，多くのセラピストが考えているように，肩甲挙筋のような頚部伸筋は，短縮して緊張してはいない．むしろ伸張されて弱化している．理論的にはそのような姿勢は後方の筋を含む頚部軟部組織を伸張して緊張を増加させて，結果として頚部，肩と上背部の疼痛を起こす．

<u>助言</u>　肩甲挙筋はいつも頭部を引いて，身体の中心の上に戻している馬の手綱であると考えてほしい．頭部がより前方に移動するにつれて，手綱（筋）はより伸張される．

1. 上半身

## STEP・2　頚椎

　つぎに，頚椎を観察する．クライエントの髪の毛が頚部を隠す場合，髪の毛を上で束ねるか，評価のこの部分を空白のままにするかのどちらかである．頚椎はどのようにみえるだろうか？　それは正常な前弯だろうか，それとも，過剰な前弯だろうか？　まれに，クライエントは正常よりも平坦な前弯をもっている．担当しているクライエントはどうだろうか？

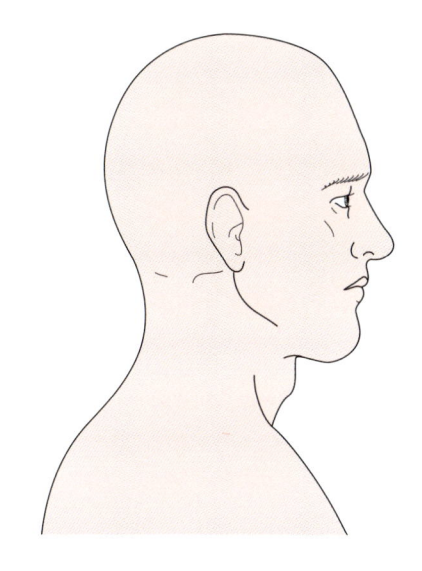

**助言**　頚椎の過剰な前弯は，しばしば脊椎後弯姿勢（kyphotic posture）を伴う．これを理解するために，以下のことをやってみよう．自分自身で，不良な姿勢である脊椎後弯を誇張して，気持ちが落ち込んだ時の前かがみの姿勢で座る．そうすると，頭部が前方へ落下するので，眼が自然に下をみていることに気づいてほしい．この前かがみの姿勢のままで，前にコンピュータの画面があると想像して上をみると，前方をみるために顔が上がるにつれて頚部の前弯が増加する．

**所見の意味**　おそらく頚椎の正常な前弯から過剰に前弯することは，一部の頚部椎間板の後方部分の圧迫を増加させる．また，椎間関節も圧迫されるだろう．この姿勢が過剰な胸椎後弯とも関係しているので，胸腔は減少することになる．この減少した胸腔は，肋間筋，小胸筋，肩関節の内転筋と内旋筋の短縮と関係している．脊椎後弯姿勢でしばしば弱化する筋は，胸椎の伸筋，僧帽筋中部線維と下部線維である．

　脊椎模型の頚椎前弯を過剰にしてみると，二又の頚椎棘突起が各々に接近しはじめるのをみることができる．構造的に頚部伸筋は互いに接近するので，短縮して弱化する可能性がある．そして，頚部屈筋は伸張されて弱化する可能性がある．人が長年この姿勢をとっている場合，運動範囲が減少した結果として，関節包と周辺組織の間に癒着が生じると仮定することは合理的なようである．頚椎の一部の長期間にわたる圧迫は，結果として脊椎のこの領域に骨棘が生じる原因となる可能性がある．反対に頚椎が異常に平坦にみえる場合，これは頚部屈筋の短縮と頚部伸筋の弱化を示す．

## 第4章　側方からの姿勢評価

### STEP・3　頚椎と胸椎の連結部

　C7椎骨とT1椎骨の間の連結部に注意を向けてほしい．それは正常にみえるだろうか，それとも，この領域の軟部組織が増加しているだろうか，または，突出しているだろうか？

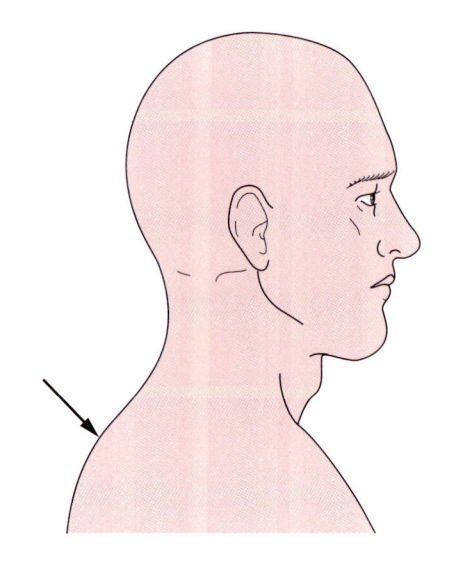

**助言**　側方からクライエントを観察する時，C7椎骨の場所をみつけやすくするために，クライエントに頚部をただ屈曲するように求める．そうすることで，棘突起がより突出する．

**所見の意味**　しばしば閉経後女性のC7/T1連結部で観察されるこの隆起した部分は，骨粗鬆症の病変が椎骨に生じて，前方が鋭角の楔形になる脊椎後弯症によって説明される．一部のクライエントのC7/T1連結部の上に溜まった脂肪組織は，不良姿勢の結果である可能性がある．

　つぎに，以下の8人のクライエントの写真をみてみよう．STEP 1, 2, 3で学んだことから，これらのクライエントのうち誰が頭部の前方突出姿勢をとっているか識別することができるだろうか？

　誰が頚椎前弯が増加しているだろうか？　誰が頚部を伸張しているようにみえるだろうか？　各々の頚椎胸椎連結部を比較してほしい．

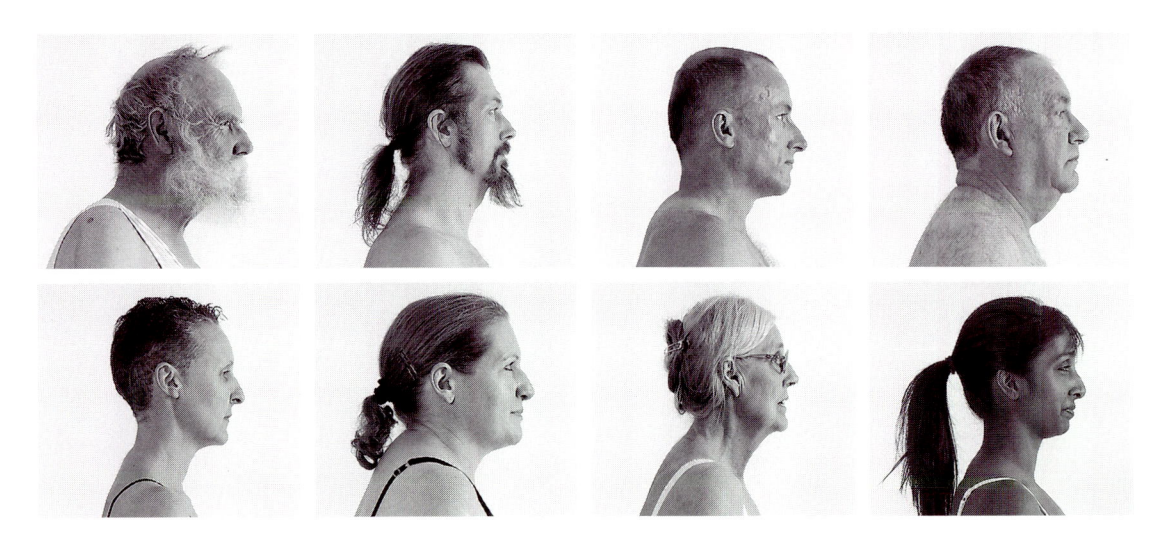

# 1. 上半身

## STEP・4 肩の肢位

　自分により近いほうのクライエントの肩を観察する．頭頚部とその肩の関係はどうなっているだろうか？　その肩は耳の下にあるだろうか？　または，その肩は前方突出して内旋しているだろうか？　または，クライエントは胸郭を開いて肩甲骨を後退して直立する軍隊式の姿勢をとっているだろうか？　79頁のSTEP 6の写真をみてほしい．この写真のなかでもっとも右肩が内旋した人を選ぶとしたら，誰を選ぶだろうか？

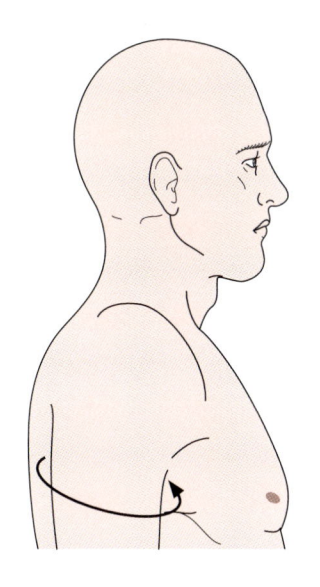

**助言**　不良姿勢と上腕骨の回旋との関係を理解する方法の一つは，以下の運動を行うことである．まず，立位で自分の手と上肢の位置に注意する．そこでわざと前かがみの不良姿勢になる．なにが自分の手に生じるかに気づいてほしい．親指と手関節の橈側は，股関節部分に接触するだろうか？　つぎに，比較するために胸郭を開いて肩甲骨を後退させて立つ時，なにが生じるかについて留意しよう．つまり，肩甲骨が後退し上腕骨が外旋している時，前腕と親指は大腿に接触しないことに気づいてほしい．

**所見の意味**　肩甲骨の前方突出は，もっとも出会うことの多い姿勢の一つである．それは多くの人が机に長時間座っている間に，または，運転している間に，上肢を前方のコンピュータのキーパッドまたは車のハンドルに保持しているからである．やがて，肩関節と同様に胸部と頚部の姿勢の結果として，この前かがみの姿勢は習慣性になる．この姿勢は，伸張されて弱化した菱形筋，緊張した固い胸筋と短縮した肋間筋に関係している．反対に，僧帽筋中部線維と下部線維は，胸椎の伸筋と同様に伸張されて弱化している可能性がある．また，上腕骨の内旋は内旋筋の短縮を示唆している．そのような上腕骨の肢位は，肩のインピジメント症候群の原因となる可能性がある．

## 第4章　側方からの姿勢評価

　　肩甲骨の後退は肩甲骨の前方突出より一般的でなく，軍隊式の姿勢と関係している．この姿勢では菱形筋と僧帽筋中部線維が短縮し，大胸筋の一部分は伸張されるだろう．上腕骨の外旋は，例えば棘下筋と小円筋の短縮を示唆している．また，一側の前方突出した肩甲骨の肩関節は内旋しており，反対側の後退した肩甲骨の肩関節は外旋している可能性が大きい．例えば，この原因の一つは，身体の後方で一側の肩関節を外旋しながら，重い荷物カートをいつも引いて運んでいるからかもしれない．

> **助言**　一側の前方突出した肩甲骨と肩関節にどのようなことが起こるかを理解するために，一側の手で重いカートを引いていると想像しよう．カートを引いている側の肩甲骨が後退して，上腕骨が外旋することに気づいてほしい．また，カートを引いている側の手関節と肘でも回外運動が行われ，そして，反対側のカートを引いていない側が先行し，肩甲骨が前方突出して上腕骨が内旋することに気づいてほしい．

## STEP・5 胸郭

　側方からの姿勢評価は，座位において習慣的に不良姿勢をとるクライエントに対して一般的にみられる，過度の胸椎の弯曲を観察するための良い方法である．特に，高齢者は座位で同様の姿勢を呈する．それは椎骨の加齢による変化が原因の一部である．過度の胸椎の弯曲は，頸椎か腰椎の前弯の増加，または，両方の前弯の増加に伴う代償である可能性がある．反対に，一部のクライエントは，この胸椎領域の正常な弯曲が著しく減少して，平背（flat back）を呈する．

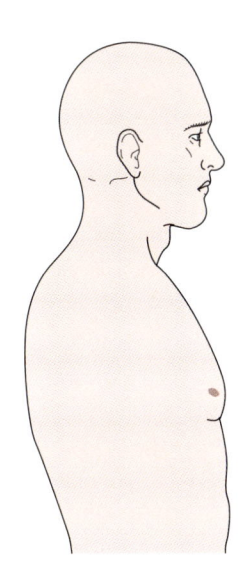

**助言** 非常に体脂肪が低下している，または，筋が萎縮しているクライエントにおいて，棘突起は通常より突出してみえる可能性がある．したがって，この突起を観察して，クライエントが過度な（胸椎）後弯（kyphotic）であると決めつけるのは間違いである．つまり，観察している棘突起は，単に正常な骨構造がそれを覆っていた身体組織の減少によって，より明瞭になった可能性がある．

**所見の意味** 重度の（胸椎）後弯姿勢（kyphotic posture）は，短縮した胸筋や，緊張した固い肋間筋を伴い，おそらく胸腔を圧迫するために呼吸が浅くなることに関係している．上部の腹筋の短縮がある可能性もある．胸椎の伸筋や，僧帽筋中部線維と下部線維，菱形筋は，伸張されて弱化する可能性がある．不良な座位と関係する後弯姿勢をもつ人は，上腕骨が内旋し，SITS筋（棘上筋，棘下筋，小円筋と肩甲下筋）の長さと強さの変化を示す可能性がある（訳注：SITSは，肩関節回旋筋である supraspinatus, infraspinatus, teres minor, subscapularis の頭文字をとった略語である）．もっともなことであるが，後弯姿勢をもつ人はしばしば頸部と肩の痛みをもっている．

　減少した胸椎後弯は，時々，胸椎の柔軟性が増加しているクライエント，または運動過剰症候群（hypermobility syndrome）のクライエントで観察され，胸椎領域は通常よりも平坦にみえる．おそらく，まっすぐに座るか，直立している時，この領域の棘突起が各々に接近するので，クライエントはしばしば胸椎の痛みを訴える．

## STEP・6 腹部

　時々，姿勢評価で見落とされる領域は腹部である．クライエントの腹部はどのようにみえるだろうか？　それは平坦だろうか，突き出ているだろうか？　正常な健常人の腹部は平坦である．

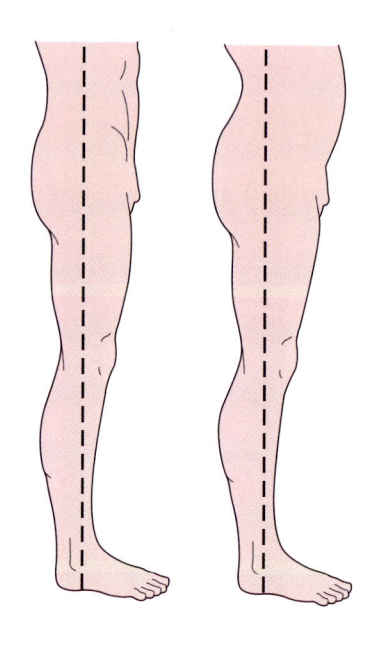

　6人の腹部の写真を観察してみよう．つぎの頁の写真は，側方から人を観察する場合の腹部の形状と位置の多様性を示している．太っているまたは妊娠している場合や，通常の立位姿勢の骨盤前傾によって，腹部は突出するだろうか？　または，おそらく骨盤後傾と腰椎前弯の減少によって，腹部の筋緊張が増加するだろうか？

**所見の意味**　腹部の突出は妊娠の自然な結果，または，増加した腰椎前弯の結果，または，クライエントが太っているための単に余分な脂肪組織による結果である可能性がある．時々，胸部の筋と筋膜に制限があるクライエントは，突出している腹部と胸部が非常にはっきりした変形を呈する．そして胸部は下制している．

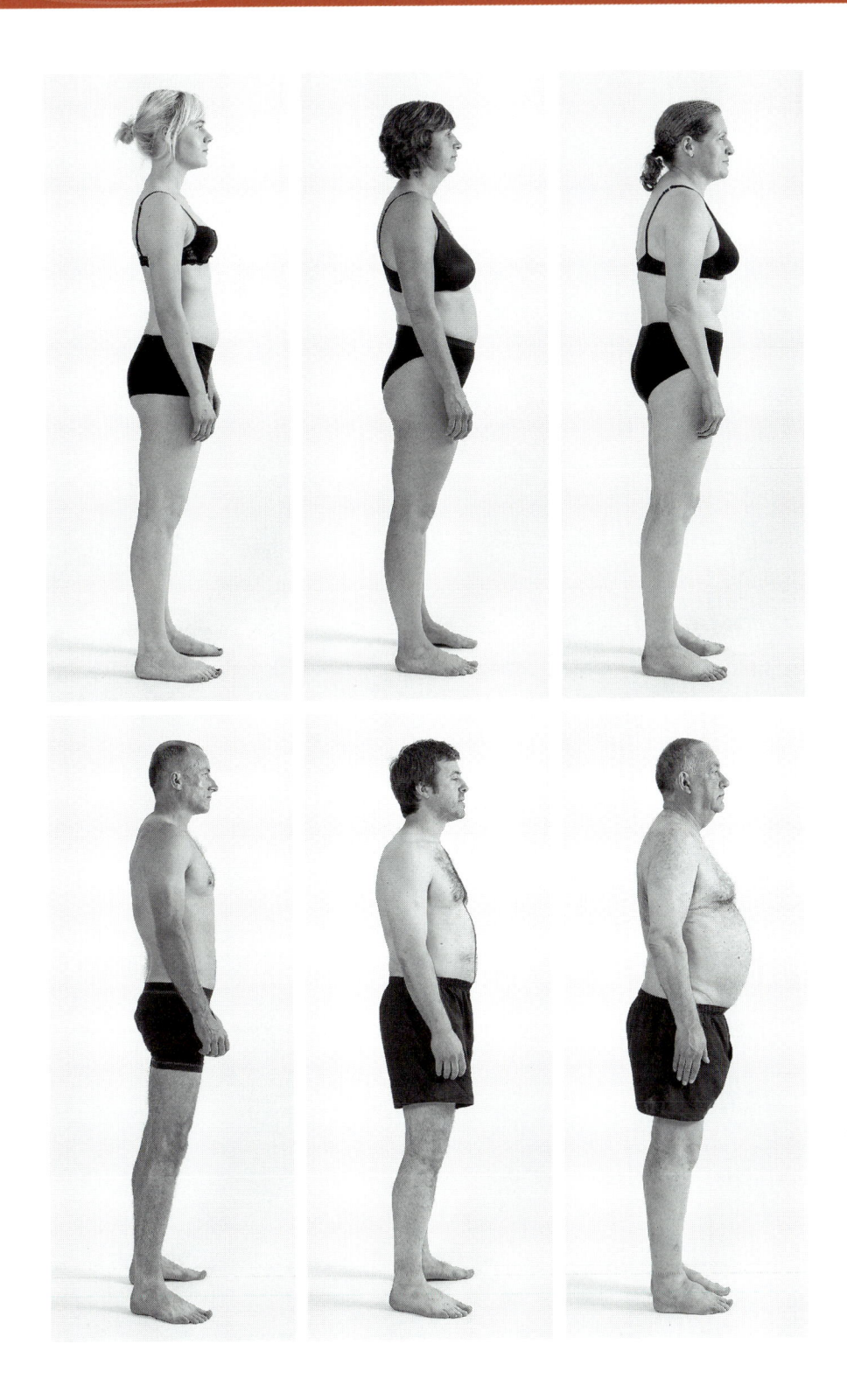

1. 上半身

## STEP・7 腰椎

　腰椎は所見を評価するために適した場所である．皆さんは姿勢の特定の観察に基づいて，クライエントを治療しなければならないと示唆する箇所が，本書のどこにもないことに気づくだろう．腰椎を観察する際に，一部の人は腰椎前弯が自然に増加しても，症状がないことを覚えておくと役に立つ．さらに，腰椎および胸椎の弯曲が中等度に増加した人であっても，全く治療を必要としない可能性があることを覚えておくべきである．

　腰椎と骨盤は本質的に連係している．腰椎の弯曲の増加または減少は，骨盤の変化した肢位と対応している．しかし，最初に骨盤の肢位を確認することは難しいので，はじめての姿勢評価は，腰部を観察することからはじめるべきである．クライエントの腰部の弯曲は正常だろうか，または，腰椎前弯の増加や減少の所見があるだろうか？ 81頁の図は，(a) 正常の腰椎前弯，(b) 増加した腰椎前弯，(c) 減少した腰椎前弯を示しているものであり，腰椎が重心線に対してどこに位置するかについての理解を助けるだろう．

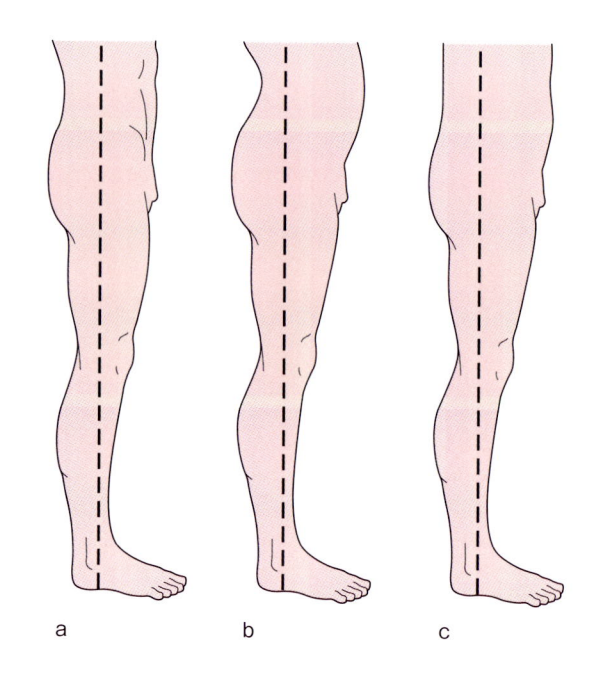

**所見の意味**　腰椎前弯の増加は骨盤の前傾を示す．骨盤の肢位の詳細な説明については，78頁を参照してほしい．腰椎前弯の増加は，この領域の軟部組織の圧迫から生じている疼痛を説明することができる．例えば，腰椎の椎間板後部の圧迫が増加し，腰椎の脊柱起立筋の短縮がある場合である．腰椎の椎間関節（zygapophyseal joint）も圧迫される場合，その正常な機能は損なわれる可能性がある．股関節伸筋と同様に，腹直筋は伸張され弱化する可能性がある．一方，腰椎を伸展する筋は短縮する可能性がある．

　腰椎前弯が増加したクライエントを治療している時，ハムストリングスの長さを評価することが役立つかもしれない．解剖学的に腰椎前弯は骨盤の前傾を伴う．したがって，ハムストリングスは伸張された位置で保持される．しかし，筆者の経験において，そのようなクライエントはしばしば，ハムストリングスの短縮について訴える．これは，ハムストリングスがより基本的な正中位に坐骨を戻そうとしているからだろうか？　また，腰筋が腰椎を前方に引く場合，腰椎前弯に関与し，腰筋は短縮する可能性がある．興味深い質問として，腰筋の短縮と腰椎前弯の増加は，どちらが最初に起こるのだろうか？

# 1. 上半身

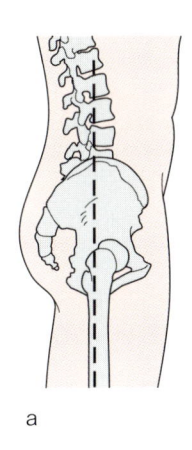

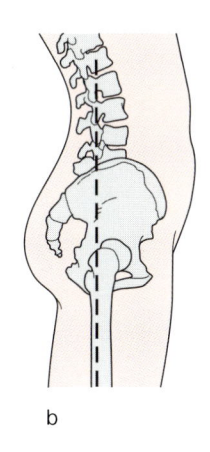

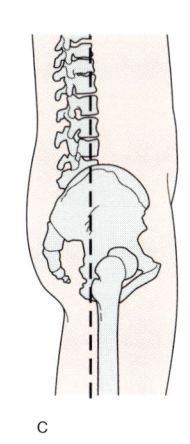

a　　　　　　　　　　b　　　　　　　　　　c

　解剖学的に正常な腰椎前弯の明白な減少は，股関節伸筋の短縮および股関節屈筋の伸張と弱化を伴う可能性がある．表4.1は，この情報を要約している．

表4.1　腰椎の弯曲の変化に関連した因子

|  | 増加した腰椎前弯 | 減少した腰椎前弯 |
| --- | --- | --- |
| 対応する骨盤の位置 | 前傾 | 後傾 |
| 短縮した筋 | 腰椎の伸筋 | 股関節伸筋 |
| 伸張された筋 | 腹直筋<br>股関節伸筋 | 股関節屈筋 |

　この写真のクライエントは，腰椎前弯が増加している人を示す良い例である．もし，本書に掲載した側方からの全身像を示しているすべての写真を再びみた場合，ほとんどの症例において，腰部の弯曲を観察することができるようになっているだろう．

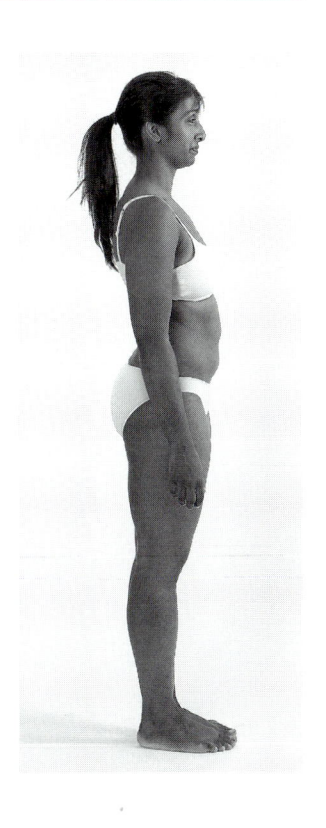

## STEP・8 その他の観察

　この最後の評価 STEP は，瘢痕，傷，しみ，腫脹，または，まだ上半身の評価で記録されていないことに注意するために行う．

# 2. 下半身

*Lower Body*

## STEP・1　骨盤

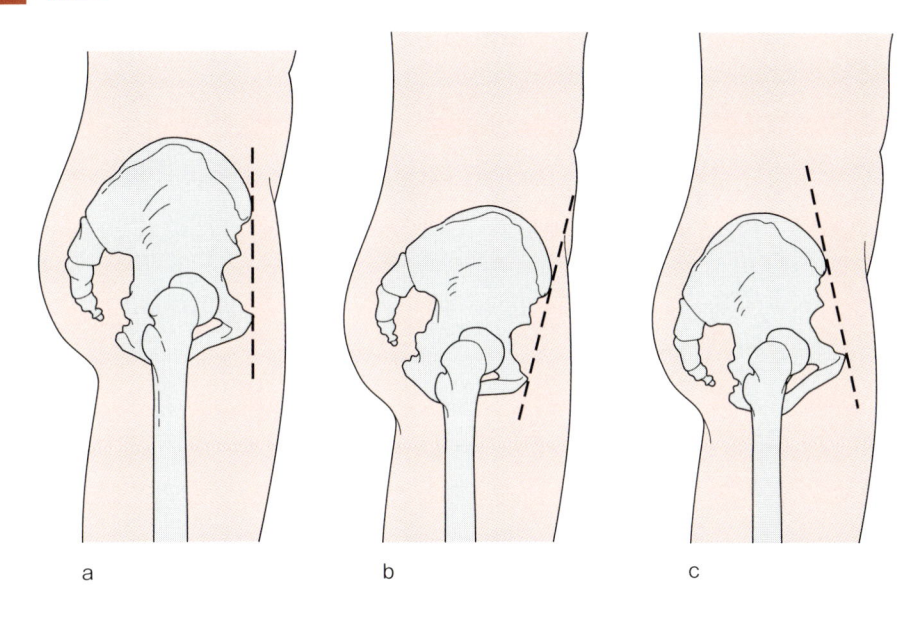

a　　　　　　　　　b　　　　　　　　　c

　周知のように，骨盤の動きは腰椎の形状の変化に対応する．骨盤が動くことができる方向は，通常の位置（a）から，前傾（b）または後傾（c）することである．骨盤前傾とは上前腸骨棘（ASIS）が恥骨の前方に位置することである．骨盤後傾とは ASIS が恥骨の後方に位置することである．

**助言**　骨盤前傾と骨盤後傾に関して理解するために，以下のことを行ってみよう．まず，立位で腰部を伸展して腹部と殿部を前に出す．この姿勢では骨盤前傾となる．つぎに，骨盤の基本的な正中位である休止肢位（resting position）に戻る．それから，殿筋を収縮させて鼠径部を前方に押して腰椎を平坦にする．この姿勢では骨盤後傾となる．

**助言**　クライエントが立位で著しい腰椎前弯を呈するかどうか，または，腰椎前弯が減少して平坦になっているかどうか，判定するのに役立つトリック（trick）がある．クライエントに上記の助言でセラピスト自身が行ってみた骨盤傾斜を行うよう求める．いったんクライエントがなにをするべきか理解したら，クライエントが前傾，後傾を行う時になにが起こるかを観察する．クライエントにとって，腰椎前弯を増加させる骨盤前傾が難しい場合，これはクライエントがすでに骨盤前傾位をとっているからである．また，クライエントにとって，腰椎前弯を平坦にさせる骨盤後傾が難しい場合，これはクライエントがすでに骨盤後傾位をとっているからである．

## 第4章 側方からの姿勢評価

**所見の意味** 骨盤が前傾すると腰椎の弯曲は増強されて，クライエントは腰椎前弯を呈する．その際，腰椎椎間関節の圧迫に加えて，腰椎の椎間板後方への圧迫が増加する可能性がある．この姿勢は腹直筋を伸張させるのに加え，ハムストリングスも伸張させ，弱化させる．そして，腰筋は短縮する可能性があり，また，大腿直筋も短縮する可能性がある．つぎに，骨盤を後傾すると腰椎前弯が減少する．この姿勢は股関節伸筋の短縮を伴い，そして，股関節屈筋の伸張と弱化を伴う．表4.2はこの情報を要約している．

**表4.2 骨盤前傾と骨盤後傾に対応している因子**

|  | 骨盤前傾 | 骨盤後傾 |
|---|---|---|
| 上前腸骨棘（ASIS）の位置 | ASISは恥骨の前方に位置する | ASISは恥骨の後方に位置する |
| 対応する腰椎の位置 | 脊柱前弯の増加 | 脊柱前弯の減少 |
| 短縮した筋 | 腰椎伸筋 | 股関節伸筋 |
| 伸張された筋 | 腹直筋<br>股関節伸筋 | 股関節屈筋 |

また，脊椎の他の領域が骨盤の肢位を代償するために形状を変える可能性があることを覚えておいてほしい．

## STEP・2 筋の大きさ

　つぎに，大腿と大殿筋に特に注意して，下肢の筋を観察する．左右の下肢に筋の増大や萎縮があるだろうか？

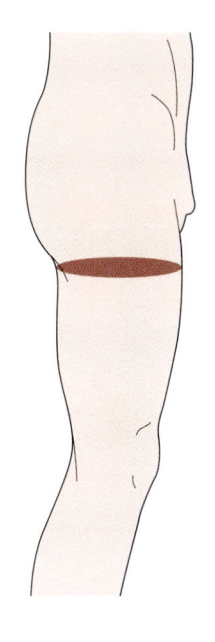

所見の意味｜筋は使わなければ萎縮する．これは座位をとることが多い高齢のクライエントや，外傷後に続く完全または部分的な下肢の運動制限があった若いクライエントで，一般的に観察される．運動制限の期間がより長いほど，萎縮の程度はより大きい．また，筋の萎縮はその側の下腿で完全に体重を支えることができないクライエントで観察されるだろう．さらに，反対側の下肢の筋の増大は，体重支持が増加したことによって生じているだろう．

## STEP・3 膝関節

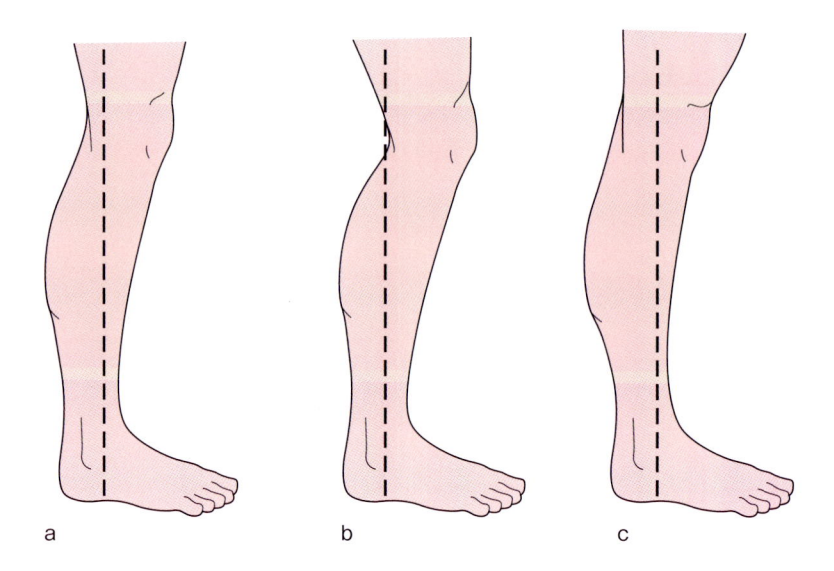

a　　　　　　　b　　　　　　　c

　側方からの評価は，膝関節で起こっていることを観察するための優れた方法である．クライエントの膝関節は，正常（a）だろうか，屈曲している（b）だろうか，過伸展している（c）だろうか？

**助言**　クライエントを左側から評価する時，右下腿の膝窩領域とふくらはぎがより多くみえる場合，これは右の膝関節が過伸展していることを示している．また，クライエントを右側から評価する時，左下腿がより多くみえる場合，これは左の膝関節が過伸展していることを示している．

　写真の左の人は，膝関節過伸展位で立っている人の良い例である．この女性の膝関節の前面を観察してほしい．膝関節の前面に膝蓋骨が押し込まれて，それが圧迫されているのがわかるだろうか？　もし，この写真の人に重心線を引いたら，下腿は重心線より後方に傾いていることがわかるだろうか（重心線を使用する時，重心線は足関節の外果のちょうど前方に位置することを覚えておくこと）？　右の写真の人は左の人と似ているが，膝関節過伸展かどうかは明らかではない．

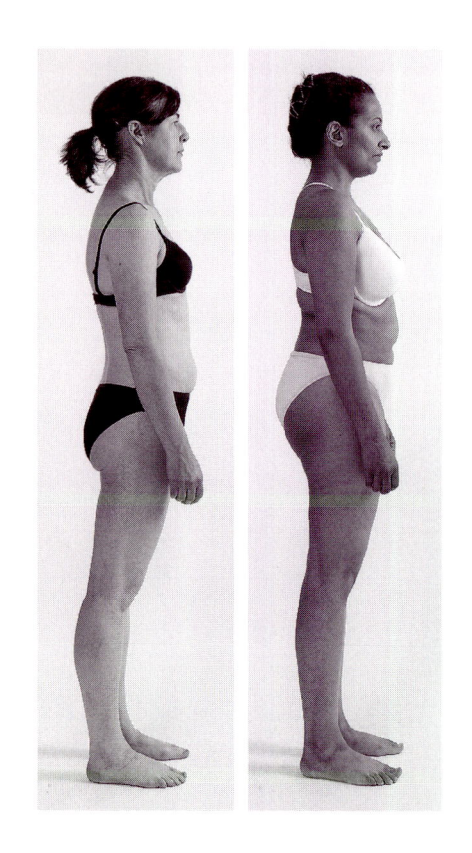

それとは対照的なつぎの2枚の写真を観察してほしい．左の写真の人は膝関節を屈曲させて立っているが，下肢が腫れているので通常の場合より明白ではない．右の写真の人は右側の膝関節を屈曲させて立っている．これはかすかな所見であるが，もう一度，本書の側方から撮った他の写真と比較すれば，より容易に理解できるだろう．

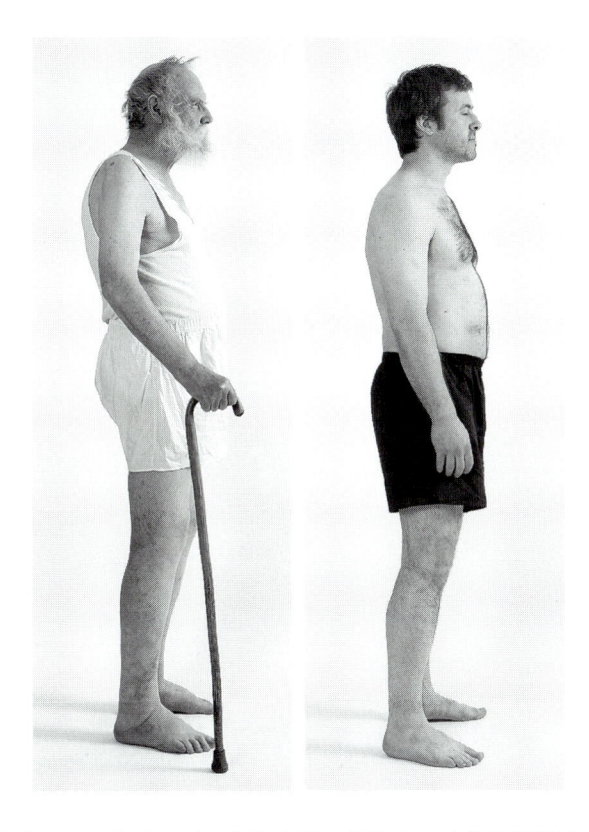

**所見の意味** 膝関節屈曲はハムストリングスと膝窩筋の短縮と，大腿四頭筋とヒラメ筋の弱化に関連している．また，骨盤の肢位と腰椎の肢位は密接に関係している．そして，一方の肢位の変化が，他方の肢位の変化に対応している．これと同様に，膝関節の肢位は股関節と足関節の肢位に影響を及ぼす．例えば，膝関節屈曲は股関節屈曲と足関節背屈の増加を伴う可能性がある．立位で単に膝関節の肢位を正常な伸展位から屈曲位に変えることによって，自分自身でこれらのことを示すことができる．

　膝関節に影響を及ぼしている特定の症状は，膝関節伸展を妨げる．例えば，膝関節のなかの遊離体は，完全な伸展を妨げる可能性がある．また，膝蓋（骨）軟骨軟化症の疼痛は，完全な膝関節伸展によって悪化する可能性がある．クライエントが膝関節の過伸展を防止することを学ばない限り，しばしば過度な関節可動域（hypermobile）をもつクライエントは，立位で膝関節を過伸展させる．膝関節の過伸展は，大腿四頭筋の短縮とハムストリングスの伸張を伴っている．膝関節が過伸展するクライエントの短縮した大腿四頭筋は，立位で膝蓋骨を大腿に押しつけて，膝関節前面の痛みに関与する可能性がある．また，この膝関節過伸展は，膝蓋大腿関節の軟骨表面の退行性変化に関与している可能性がある．もう一つの結論としては，後方の関節包に対する応力が増加する可能性がある．さらに，膝関節過伸展は，足関節背屈の減少も伴う．表4.3はこれらの情報を要約している．

表 4.3 膝関節の肢位の変化に対応している因子

|  | 膝関節屈曲 | 膝関節過伸展 |
|---|---|---|
| 短縮した筋 | ハムストリングス<br>膝窩筋 | 大腿四頭筋 |
| 伸張された筋 | 大腿四頭筋<br>ヒラメ筋 | 腓腹筋 |
| 股関節の肢位 | 股関節屈曲の増加 | 股関節伸展の増加 |
| 足関節の肢位 | 背屈の増加 | 背屈の減少 |
| その他 | 足関節関前方への圧力の増加 | 膝関節後方の関節包の伸張．膝蓋大腿関節の退行性変化が増加する可能性 |

## 2. 下半身

### STEP・4 足関節

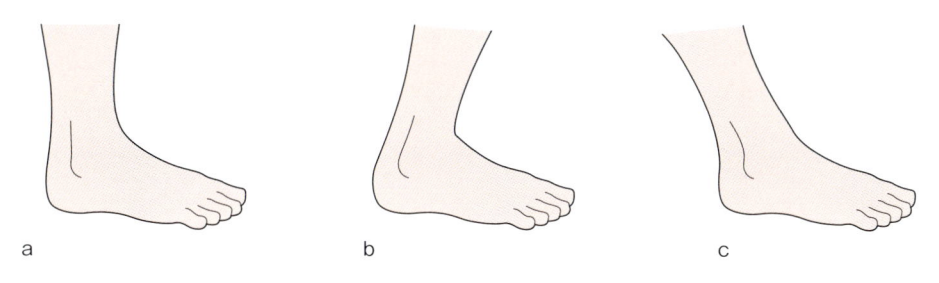

a　　　　　　　　　b　　　　　　　　　c

　つぎに，膝関節の評価から離れて足関節を評価する．足関節は底背屈中間位（a）だろうか，背屈が増加している（b）だろうか，背屈が減少している（c）だろうか？　この写真の3人は，足関節背屈の減少の良い例である．

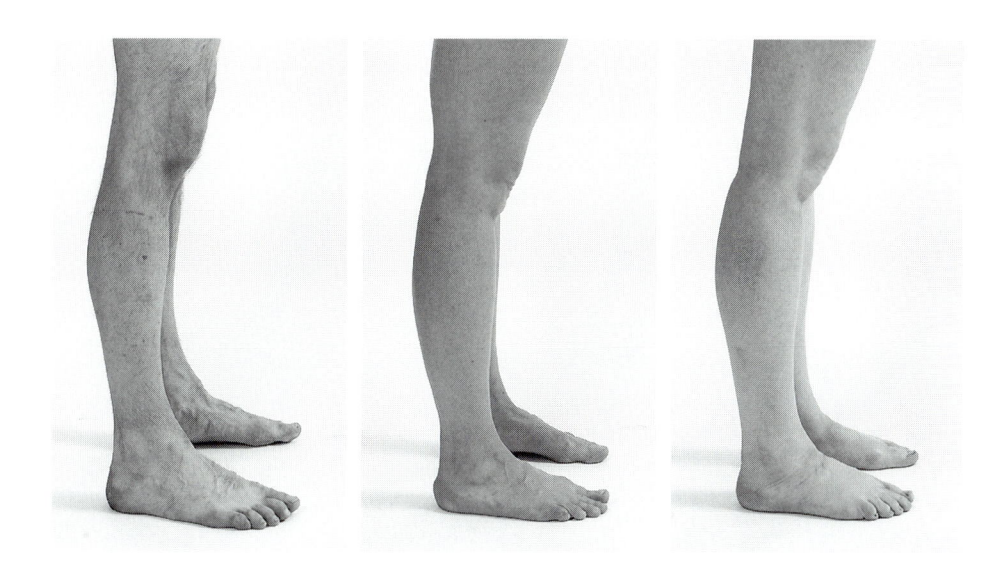

<u>所見の意味</u>　立位での背屈の増加は，膝関節を屈曲して立っているクライエントで観察される．これらのクライエントでは，歩行の際に床反力（ground force）は脛骨を通して均一に分布しない．この結果，関節の疼痛や早期の退行性変化が生じるかもしれない．さらに，前脛骨筋の短縮と足関節の伸筋支帯（ankle retinaculum）の前面の圧力が増加する可能性がある．また，背屈の減少は大腿四頭筋の短縮と膝関節の前方への圧力の増加を伴う．

## STEP·5 足部

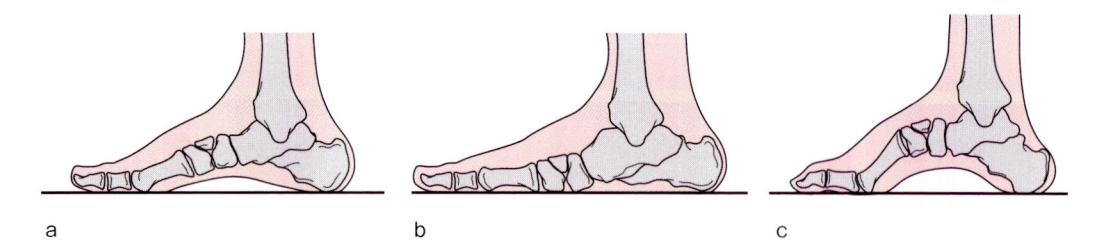

a　　　　　　　　　　b　　　　　　　　　　c

　最後に，足部はどのようにみえるだろうか？　足部のアーチの高さは，正常（a）だろうか，下制している（b）だろうか，それとも，挙上している（c）だろうか？　クライエントは左右の足部で等しく体重を支持しているだろうか？　それとも，一側の足部で反対側より多くの体重を支持しているだろうか？　足関節になにか傷跡（mark）があるだろうか？　足趾は正常だろうか？　それとも，かぎ爪趾かハンマー足趾の所見があるだろうか？　この写真は扁平足の一般的な例を示している．

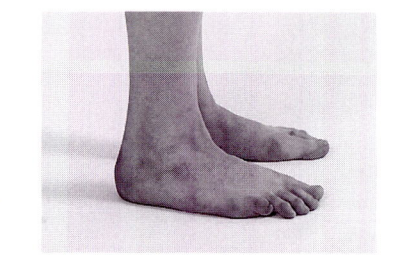

**所見の意味**　足の皮膚の傷跡は，履物または装具（supportive aid）があまりにきつく隙間がないために，軟部組織を圧迫するか，皮膚を摩擦していることを示唆している．足趾の問題は，特に第１趾に問題がある場合に，一部のクライエントがなぜバランスに問題があるかについて説明できるかもしれない．
　左足部の外側面への圧力の増加は，体幹の左回旋によるものである．また，右足部の外側面への圧力の増加は，体幹の右回旋によるものである．

**助言**　体幹の回旋がどのように足部に影響を及ぼすのかを，以下の方法で説明することができる．素足で通常の立位姿勢をとり，床の上に足底を着けたまま，できるだけ一側に体幹を回旋させる．圧力のかかる点がどのように足底面と床との間で変化するかに注意してほしい．

　しかし，体幹の回旋が原因で，クライエントの足部が一側への圧力を増加するとは限らない．それは，他の生体力学的要因によって起こるかもしれない．足部と足関節の生体力学を理解することは，ボディワーク（bodywork）の専門領域である．もし，この生体力学的領域の問題が，クライエントの状態に関与していると思われる場合には，評価のためにクライエントを足痛治療医（podiatrist）に紹介することを考えるべきかもしれない．

## STEP・6 その他の観察

　下半身の側方からの評価に関して，例えば瘢痕と打撲傷のような，このSTEP 6より以前のSTEPではまだ記録されていない観察事項を行うために，このSTEPを使用する．例えば，この写真の人は足部に浮腫がある．さらに，この男性の右足の第2趾を観察してほしい．

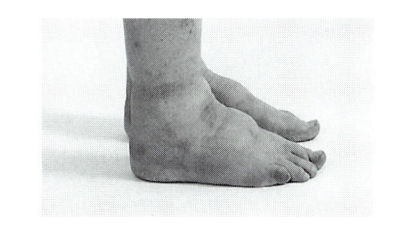

第4章 側方からの姿勢評価

## 3. 全体的姿勢を比較すること
*Comparing Overall Posture*

　側方からの評価を完全なものにするために，後方に下がってクライエントの全体像をみる．ここで提示されている図は，「典型的な」姿勢を示している．左から2番目の図は，増加した胸椎後弯（kyphotic thoracic spine）と，それに関連して増加した頚部前弯と腰椎前弯を示している．左から3番目の図は，腰椎が平坦なクライエントを示している．左から4番目の図は，腰椎前弯が増加して下肢に対して体幹が後方に傾いた姿勢（sway-backed posture）を示している．

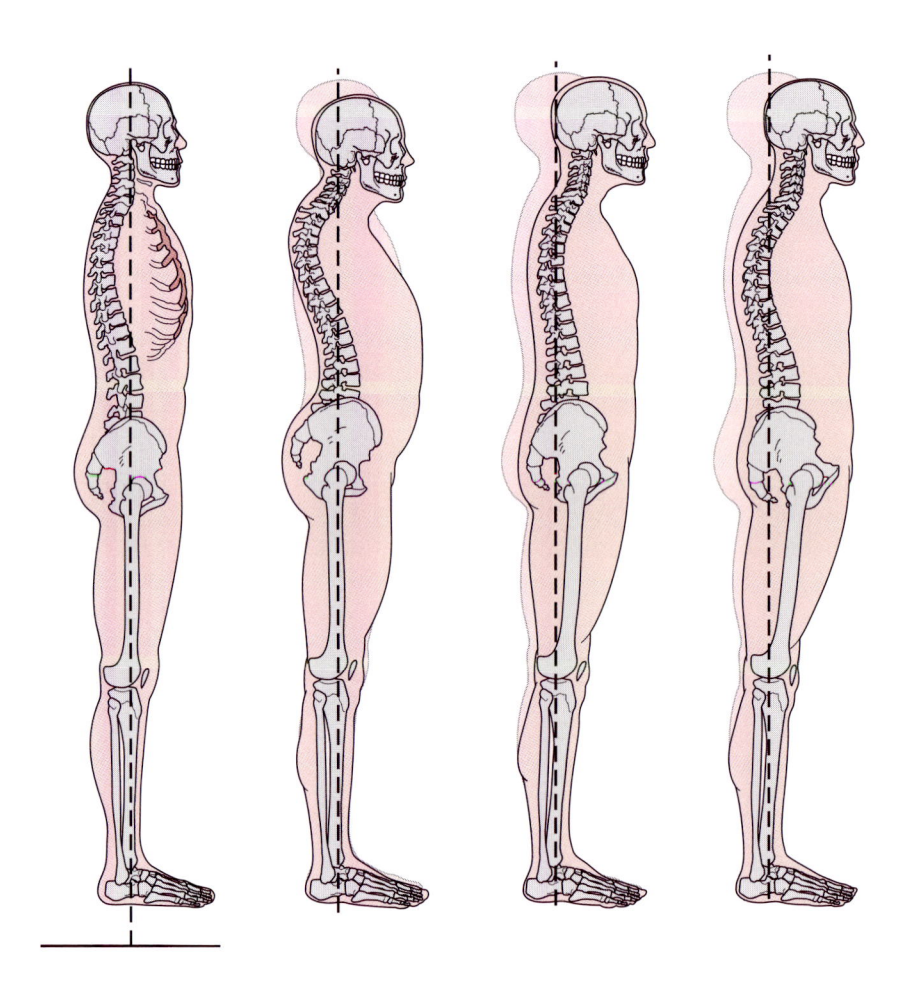

## 3. 全体的姿勢を比較すること

　以下の4枚の写真をみてほしい．もし，写真の各人の足関節から垂直線を上に引いた場合，これらの人の姿勢を前出の図に示されている姿勢と整合することができるだろうか？　おそらく，1枚の写真の下半身ともう1つの図の下半身を適合することができるだろう．しかし，写真の上半身は，別の図の上半身としか適合しないのではないだろうか？　したがって，おそらく実際に姿勢を整合させるためには，はるかに広い範囲の姿勢の種類を必要とするのではないだろうか？

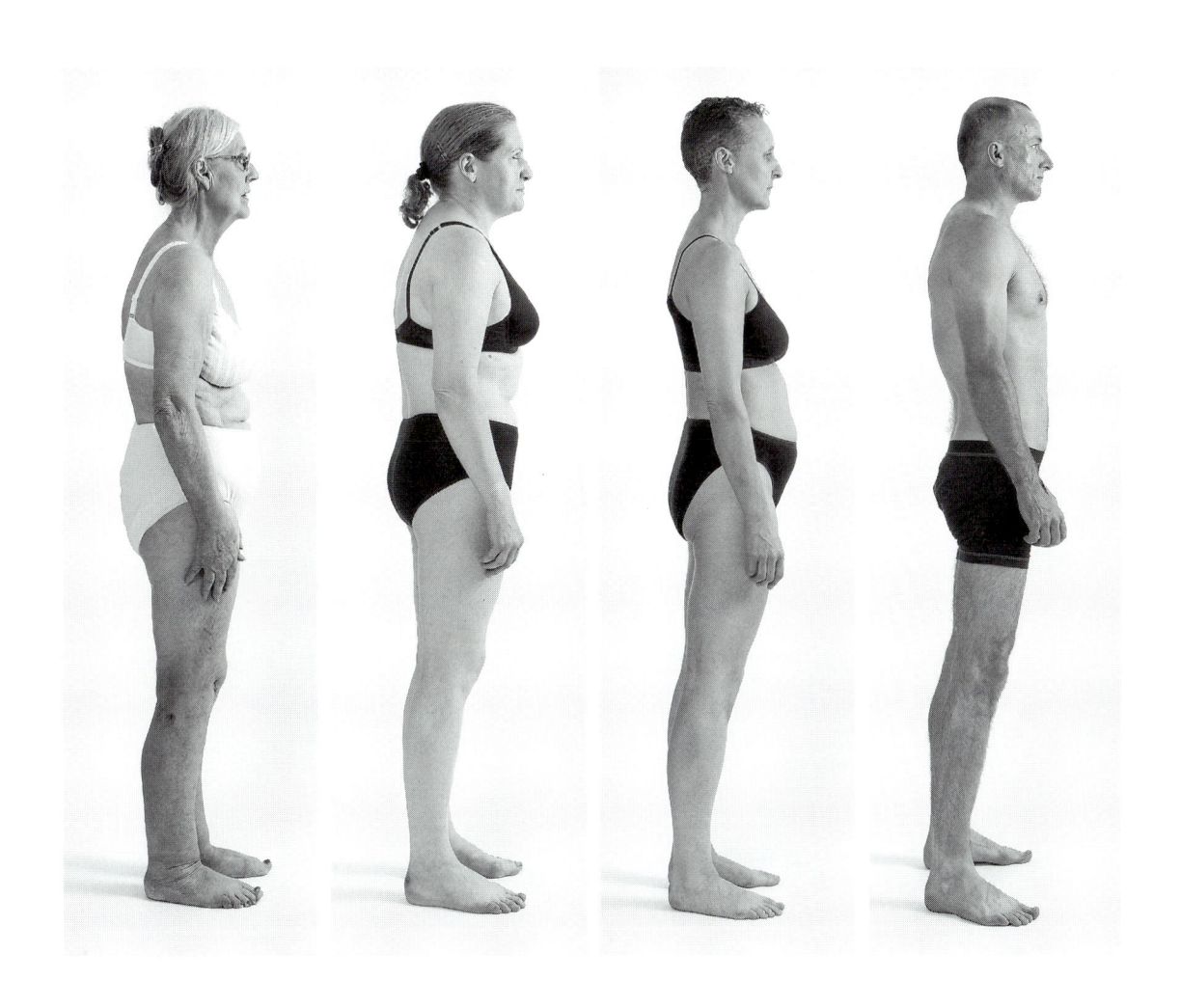

第 4 章　側方からの姿勢評価

## Quick Questions

1. 頭部前方位はどのような影響を及ぼすだろうか？
2. 上腕骨が内旋するとどの筋が短縮するだろうか？
3. どのような活動が胸椎後弯を増加させるだろうか？
4. 骨盤が前傾する時，腰椎前弯は増加するだろうか？　それとも，減少するだろうか？
5. 膝関節屈曲位で立っているクライエントは，ハムストリングスが短縮しているだろうか？　それとも，大腿四頭筋が短縮しているだろうか？

# 第5章

# 前方からの姿勢評価

　立位姿勢における最後の評価は，クライエントを前方から観察することである．経験豊富なセラピストの多くは，クライエントの後方や側方からの姿勢評価を行うよりも前に，前方からの姿勢評価を選択する．しかし，姿勢評価の初心者で，特に評価に時間がかかってしまう場合，前方からずっと観察されると一部のクライエントは圧迫感を感じてしまうかもしれないので，前方からの評価を最後にするほうが良いかもしれない．前方からの姿勢評価表は，143頁でみることができる．前述の2つの章と同様に，ここで提示される各々の評価STEPを通じて，観察したことを記録するためにこれを使用する．この評価表は，上半身の11 STEP，下半身の13 STEP，そしてクライエントの全体的観察の1 STEPという全体で25のSTEPで構成されている（訳注：143頁からの「前方からの姿勢評価表」には全体的な姿勢評価のための欄がなく，本文のみに記載されている）．

# 1. 上半身

*Upper Body*

### STEP・1 顔面

　顔面を観察するうえで，あまり心配させるようなことはいわないように気をつけながら，非対称性についても注目してほしい．顔面はクライエントの健康状態について，なにを訴えているのだろうか？　健康的で栄養状態の良い肌色をしているのか，または，顔色が悪く，黄ばんでいるのか？　気が張っていたり，疲れているようにみえるだろうか？　痩せこけていたり，顔がむくんでいないだろうか？　多くのことを表情からも読みとることができる．クライエントは痛みに苦しんでいるのだろうか，リラックスしているのだろうか，または，なにかに悩んでいるのだろうか？　つぎに，顔面筋の緊張をみてみよう．知らず知らずのうちに歯を食いしばっていたり，眉をひそめたり，顔面筋のいずれかに痙攣（spasming）があったりはしないだろうか？

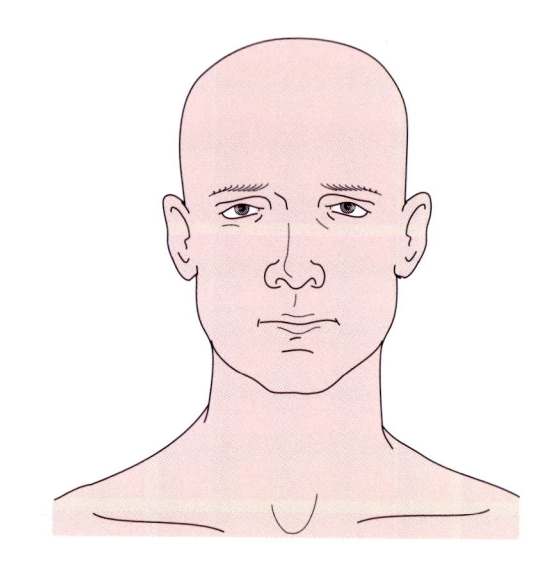

**所見の意味**　教科書では顔面は対称的であると示されているにもかかわらず，実際はそうではない．実際には解剖学的構造のそれぞれの部分で違いがあるので，顔の特徴において差異があることは，ごく当たり前である．しかしながら，筋の痙攣や弛緩がある場合は正常ではないため，これらに関しては注目してほしい．

1. 上半身

### STEP・2 頭部の肢位

　頭部は鼻が胸骨柄，胸骨，そして臍と並んで正中線上にくるように位置しているだろうか？　または，正中線から側方への偏位や回旋があるだろうか？

<u>所見の意味</u>　非対称性の多くの原因は頭頚部にある．例えば，頭頚部の軽い回旋や側屈は，仕事場で前方よりやや側方を向いてずっと同じ頭頚部の姿勢をとっている人によくみられる．頭頚部の回旋を伴うまたは伴わない重度の側屈は，胸鎖乳突筋の筋緊張亢進によって引き起こされ，斜頚を生じる場合がある．頭部の肢位の変化は，クライエントが頚部の外傷を被った可能性を示している．

　この写真は身体の相互連絡性（interconnectedness）を考えることが重要であることを示す良い例である．写真の男性の両内果間，両膝間，そして臍を通して垂直線を引く場合，男性の頭部は垂直線に対してどこに位置するだろうか？　彼は頭を右側屈していて，体重を右下肢もしくは両下肢に移動してはいないだろうか？

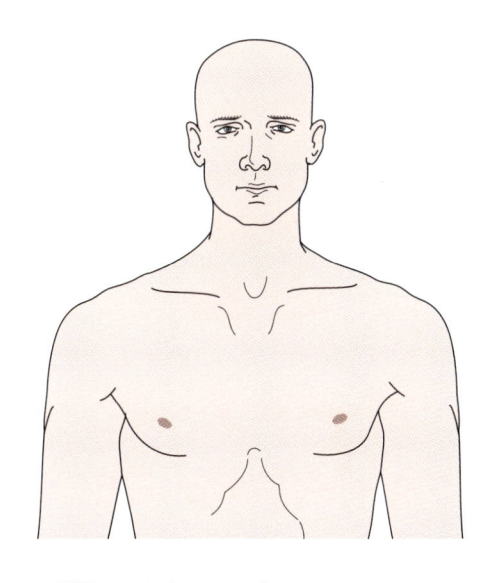

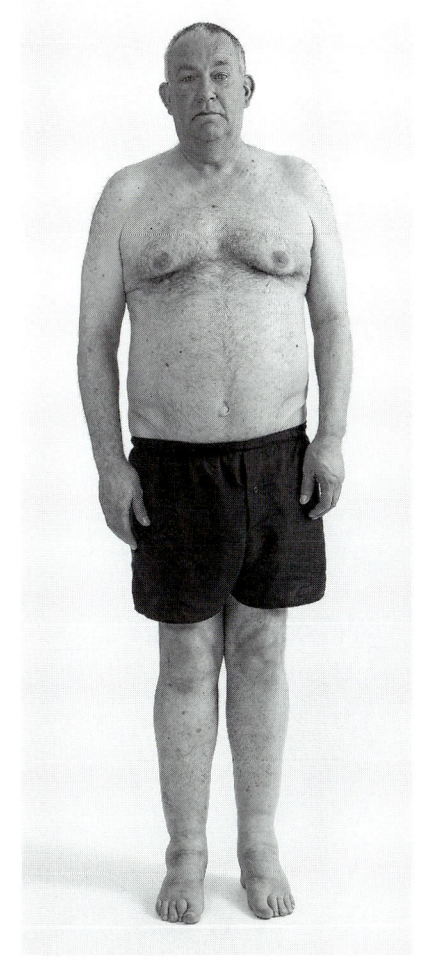

第 5 章　前方からの姿勢評価

## STEP・3　筋緊張

　頚部，胸部，そして肩の筋のいずれかの一側がもう一側より突出しているようにみえるだろうか？　胸鎖乳突筋，斜角筋，僧帽筋上部線維に特に注意してほしい．反対に，筋緊張の低下もしくは筋の萎縮があるだろうか？

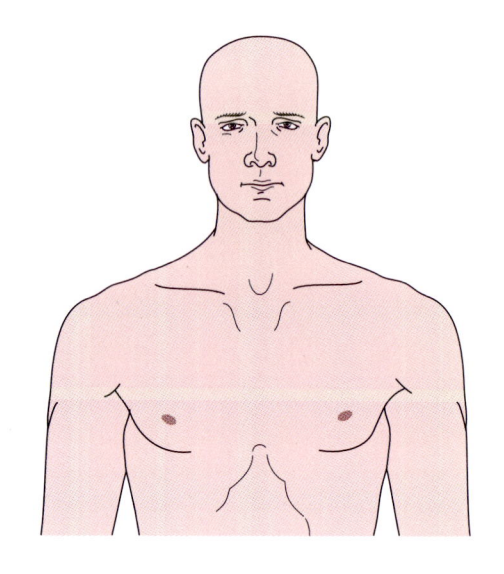

**所見の意味**　より突出しているようにみえる筋は，その部分における筋緊張の亢進を示す．そして，それが長期に及ぶ場合，その部分に関する疼痛を引き起こす可能性がある．これは，クライエントがその筋の筋緊張亢進を引き起こすなにかを行っているのではないかという疑問を提起する．胸筋（そして，多くの他の筋）の肥大は，一般的にボディビルダーによくみられる．呼吸筋（例えば，斜角筋と胸鎖乳突筋）の筋緊張亢進は，多くの人によくみられる．特に慢性閉塞性肺疾患のような長期の呼吸器疾患をもつ人においては，斜角筋が突出しているようにみえるかもしれない．逆に，萎縮は筋が使われない状態を示す．頚部外傷の後，頚椎カラーで固定されたクライエントを評価する時，萎縮した頚部の筋がよく観察されるかもしれない．

1. 上半身

## STEP・4 鎖骨

鎖骨の角度と輪郭が描く曲線をよく観察してほしい．左右両方ともなめらかな曲線を描き，胸鎖関節から外上方へ緩やかな角度を保たなくてはならない．また，肩鎖関節も観察してほしい．

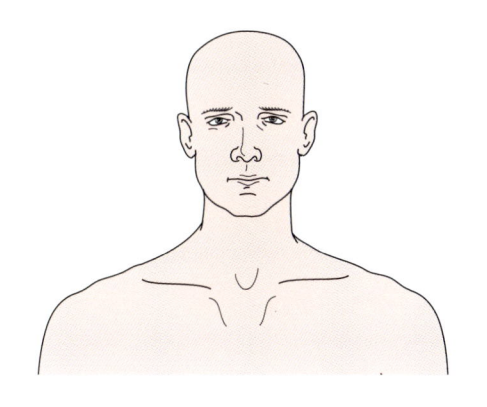

助言　鏡に向かって，自分の鎖骨をよく観察してほしい．鎖骨が肩鎖関節に向かって上方へ緩やかに傾き，胸骨に対して形成する角度をみてほしい．肩を挙上させてすくめる時，鎖骨の角度がどのように変化して，より急になるかわかるだろうか？

肩甲骨の動きが鎖骨の位置にどのような影響を及ぼすかについて理解するために，具体例として，これら2つの鎖骨の後面像を示す．点線は肩甲骨が上方回旋した時の位置を示している．鎖骨がどのように動くのかに注目してほしい．見ての通り，鎖骨は挙上しはじめる．

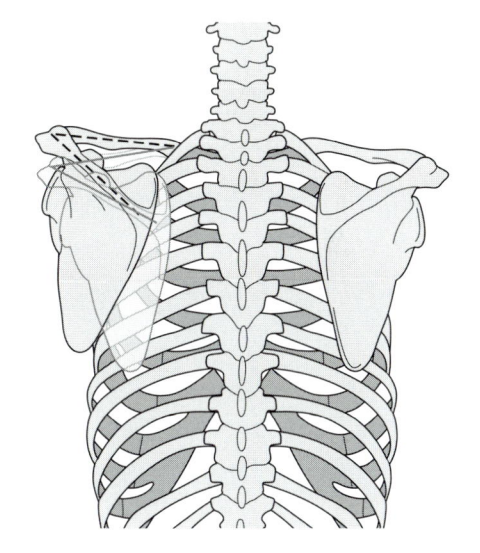

所見の意味　鎖骨が急な角度をとっているのは，肩が挙上している証拠である．利き手側の鎖骨が，非利き手側の鎖骨より低いことは正常である．鎖骨の輪郭がなめらかでない曲線を描いている場合には，アライメントが不良のまま治癒したり，または最近の外傷，例えば肩鎖関節の断裂が治癒した可能性がある．

第5章　前方からの姿勢評価

### STEP・5　肩の高さ

　身体の左右を比較した時，肩の高さはほぼ同じで，三角筋の輪郭も同じになっているだろうか？

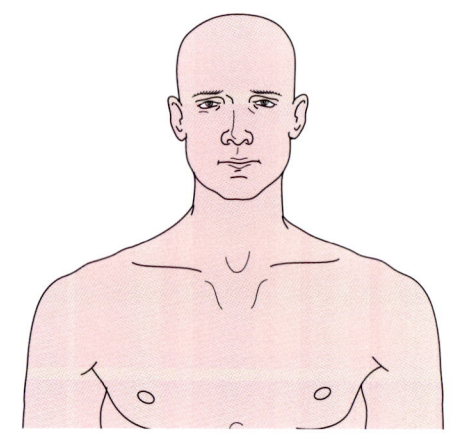

**所見の意味**　利き手側の肩が，反対側の肩よりもわずかに低くなっていることは一般的によくみられる．クライエントは負傷したり，痛みのある肩や頚部の関節を保護するために，肩を挙上させることがある．三角筋の輪郭に凹みがあり，肩が下制しているような状態は，肩甲上腕関節の亜脱臼を起こした人でよく観察される．

　皆さんは今や姿勢評価についてより理解していると思われるので，本章で学んだ評価STEPのいくつかを示している以下の写真をみてほしい．最初の2枚の写真の人の僧帽筋上部線維が，左右でどのように異なるかわかるだろうか？　3枚目の写真の人は，左の鎖骨が挙上している．

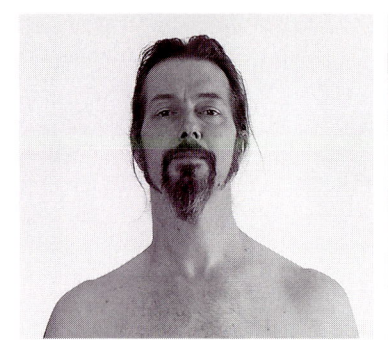

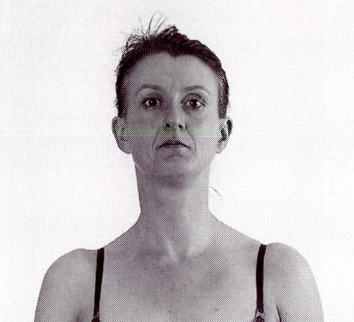

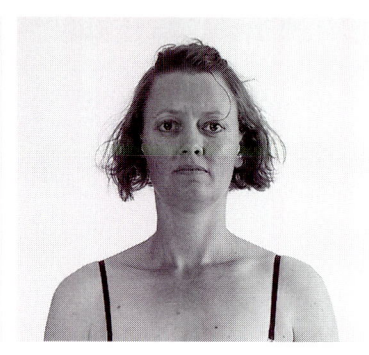

1. 上半身

## STEP・6 丸まった肩

　丸まった肩は，側面からの観察で確認するほうが容易である．しかし，前方および後方からの評価の際に，下の写真のように肩関節が内旋している場合に，手の肢位の変化で確認することができる．クライエントが上腕骨を内旋している場合，前方からの評価の際に手背部が多くみえるだろう．1枚目の写真の女性はこれを示している．2枚目の写真では，左右の手の位置を比較してほしい．左肩関節は右肩関節よりも内旋しているといえるだろうか？

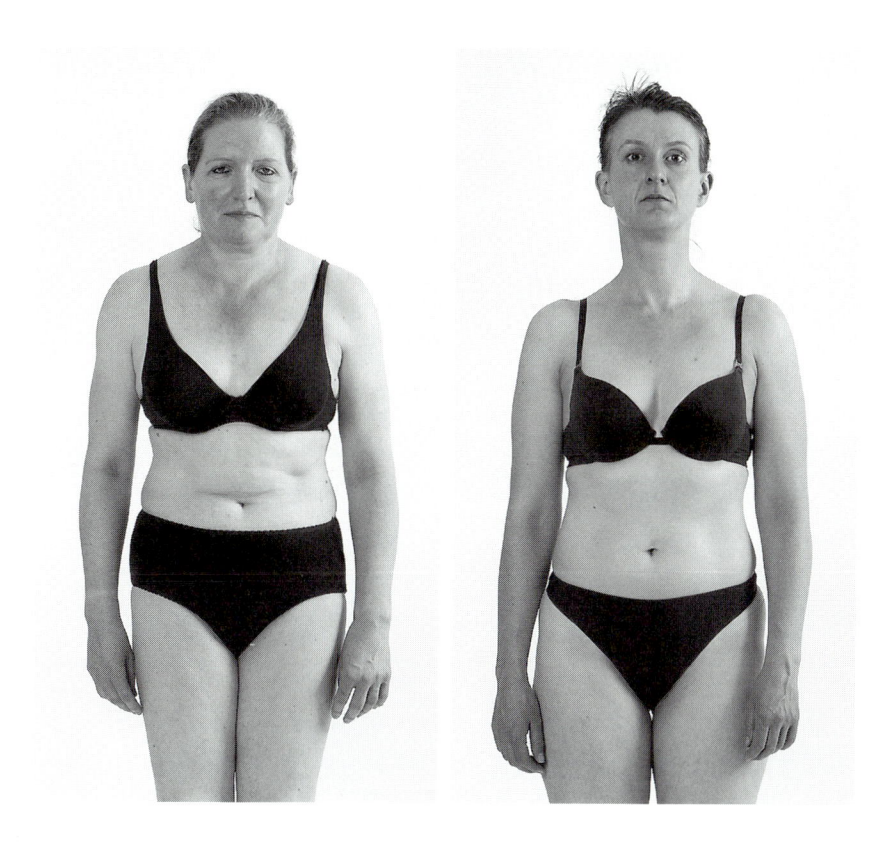

<u>所見の意味</u>　丸まった肩は過度な胸椎後弯姿勢（kyphotic posture：円背姿勢）と関係しており，前胸部と上肢骨内旋筋における短縮を示している．上腕骨の内旋が起こる場合，上腕二頭筋長頭のように肩の前部組織にインピンジメント（impingement）が生じる可能性がある．

## STEP・7 胸部

　胸部は頚部や骨盤と比較して，側方に偏位する場合や回旋する場合がある．この図において，脊椎は黒線（shaded line），垂直線は点線によって示されている．胸部と頭部が右側へ偏位しているのがわかるだろう．

　胸部の偏位について確認するために，以下の問いについて考えてほしい．胸骨は正中線上にあるだろうか？　胸郭は骨盤の上に正常に位置しているだろうか？　胸郭に一側への回旋や偏位が起きていないだろうか？

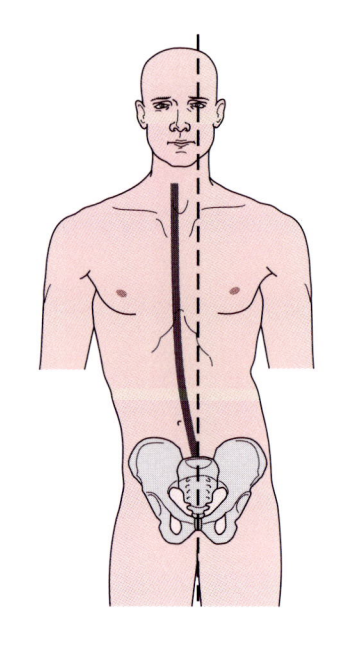

**所見の意味**　胸部の偏位はさまざまな原因で起こる．例えば，上記の図は坐骨神経痛を患っているクライエントによくみられる胸部の偏位を示している．しかし，この姿勢が観察されたすべてのクライエントが坐骨神経痛を患っているわけではない．筋のアンバランスと同様に，脊柱の側弯も胸部の偏位に関与する場合がある．胸部の回旋が起こる時，頚部と腰椎に代償性の変化が起こる．

**助言**　前を向いて立ち，頭頚部，股関節部を正中位に保っている場合，右に胸部を回旋させることによって，その効果をよく理解することができる．その際に，どのように筋の緊張が増加したのかに注意してほしい．体幹を右に回旋させるにつれて頭部を左へ回旋させ，前方へ保つために頚部の筋を収縮させる必要があることがわかるだろう．

1. 上半身

## STEP・8 運搬角

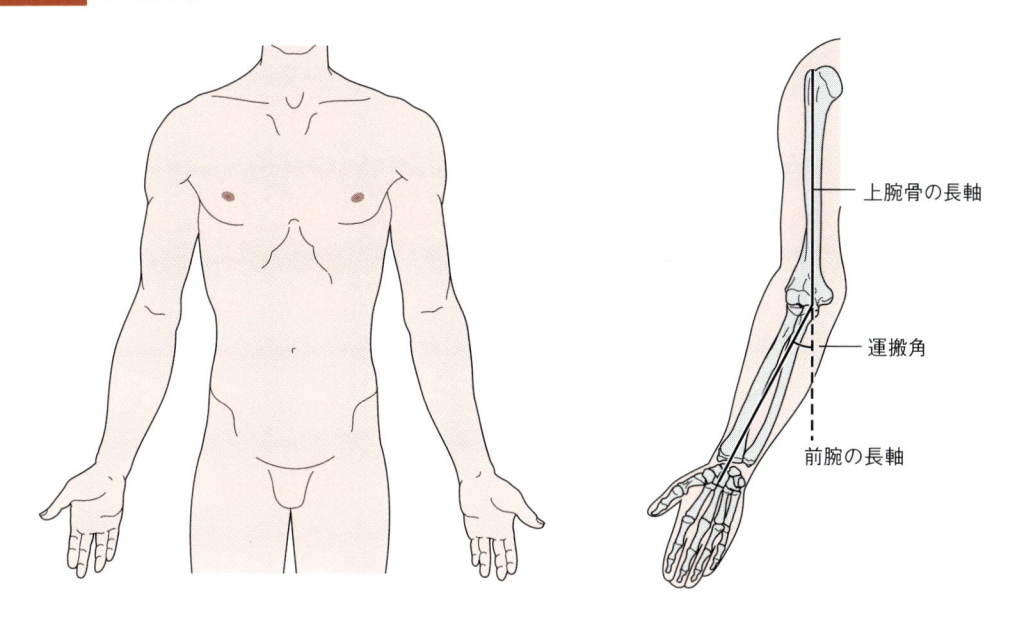

上腕骨の長軸

運搬角

前腕の長軸

　運搬角は上腕骨の長軸と前腕の長軸の間に形成される角度である．クライエントに解剖学的肢位で，手掌が前方を向くように立ってもらう．肘関節を伸展したまま，前腕回外位をとってもらう．クライエントの肘関節は，どのような角度になるだろうか？

所見の意味　男性の正常な運搬角は 5°，女性の正常な運搬角は 10 〜 15°（Levangie and Norkin, 2001）である．通常よりも大きいまたは小さい角度の運搬角は，肘の骨折後にみられることがある．運搬角の異常は，腕立て伏せのように上肢によって体重を支える場合に影響を及ぼす．

## STEP・9 上肢

　後方からの姿勢評価で下肢の肥大を調べた時のように左右を比較して，上肢と手の筋の形状と大きさを観察してほしい．また，クライエントが上肢をどこに置くのかに注意してほしい．上肢を身体に近づけているだろうか，または，よりリラックスした姿勢でおろしているだろうか？

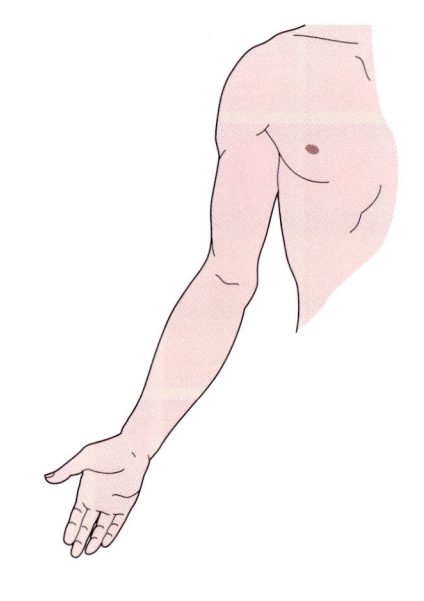

<u>所見の意味</u>　上肢の大きさの増加は，上肢の使用の増加を，上肢の大きさの減少や萎縮は，上肢の不使用を示している．それは，肘，手関節，手，肩などを固定されて運動を制限された（immobilisation）クライエントにおける一般的な所見である．上肢の外転の増加は，47頁における後方からの姿勢評価のSTEP 14（上肢の肢位）と結びつく．上肢を身体の近くに保つのは，その上肢を保護していることを示している．

# 1. 上半身

## STEP・10 手と手関節

　手または手関節の問題について評価している場合，それらを詳細に観察することが，非常に重要である．手と手関節の詳しい評価は，座位の状態でよく行われる．しかし，クライエントが立っている場合でも，腫脹や傷跡，または変色など，どのような異常にも着目する必要がある．また，あらゆる手指の肢位の変化にも気をつけてほしい．そして，特に親指と，母指球または小指球の筋の萎縮があるかどうかに注意してほしい．左右の手関節が同じ肢位になっているかどうかにも注意してほしい．

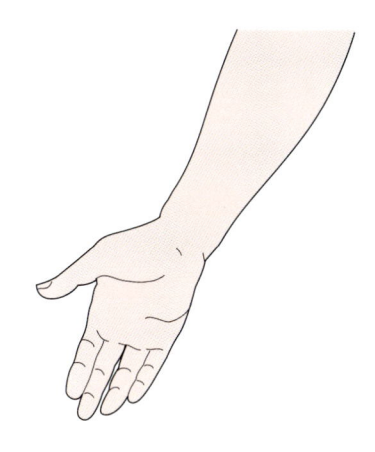

<u>所見の意味</u>　多くの要因が，手指や手関節の外観に影響を及ぼす．例えば，関節リウマチでは指の腫れや炎症，関節の奇形などがよく起こる．明らかな筋の萎縮は，神経損傷または機能障害の可能性がある．手の変色は血流量の低下を示しており，糖尿病などでよくみられる．

## STEP・11 腹部

　臍を観察してほしい．胸骨や恥骨結合とともに正中線上に位置しているだろうか？　この写真のように明らかな外科的瘢痕があるだろうか？

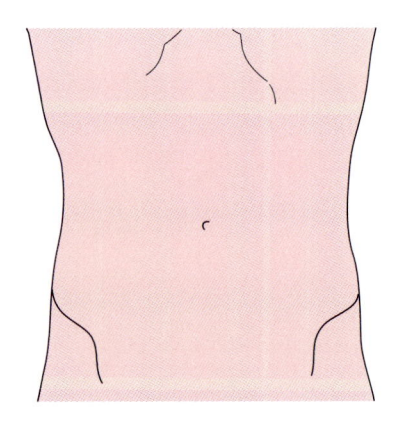

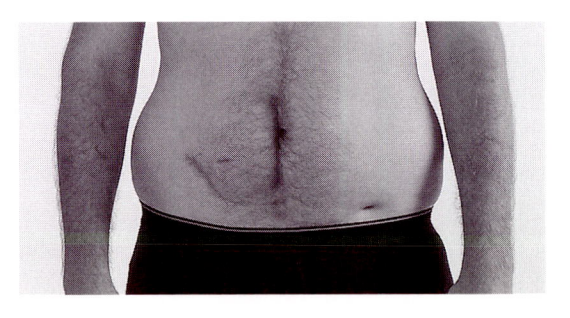

**所見の意味** 臍が正中線上に位置していないことは，胸部と骨盤が回旋していることを意味している．一部のセラピストは，右への臍の回旋は左の腸腰筋の短縮，左への臍の回旋は右の腸腰筋の短縮を示していると考えている．しかしながら，姿勢評価における各々のSTEPと同様に，その要因に関して広い視野をもつことが重要である．

## 2. 下半身

*Lower Body*

### STEP・1 骨盤の側方傾斜

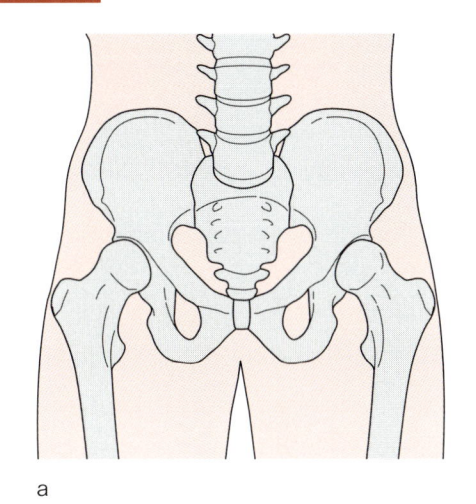

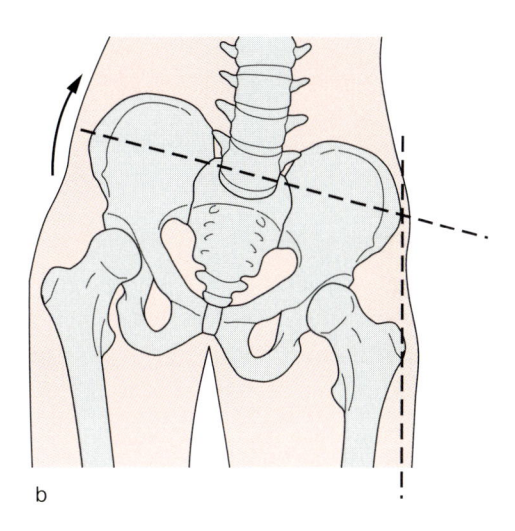

a

b

　骨盤の左右の上前腸骨棘（ASIS）は同じ高さでなくてはならない．クライエントの骨盤はどうだろうか？　一側のASISがもう一側よりも低くなる骨盤の側方傾斜が認められるだろうか？　これらの図は，正常な骨盤（a）と右側の股関節挙上（b）を表している．

所見の意味　後方からの姿勢評価の下半身のSTEP 2（腸骨稜）をすでに学んでいるので，骨盤の側方傾斜は腰椎の側屈と一致することを知っているだろう．クライエントの右股関節が挙上する場合，右のASISも上方に挙上し，右の腰方形筋は左より短縮する可能性がある．その際，右の股関節は同側の内転筋が短縮して内転するが，左の股関節は同側の中殿筋が短縮して外転するだろう．

# 第5章　前方からの姿勢評価

## STEP・2　骨盤の回旋

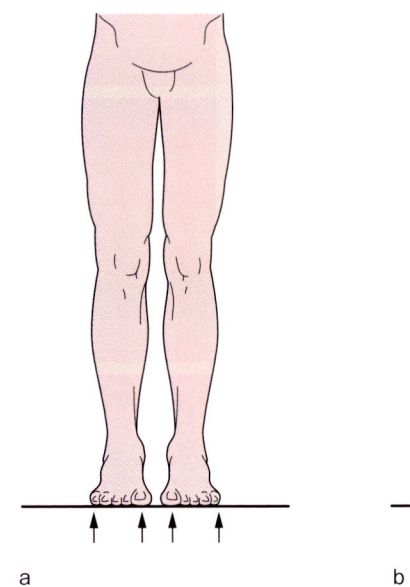

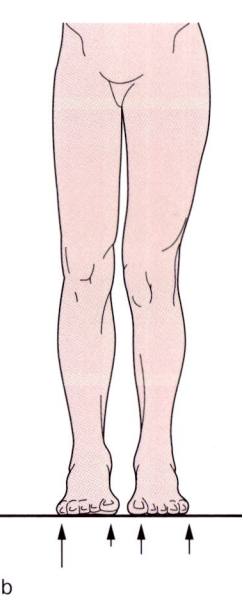

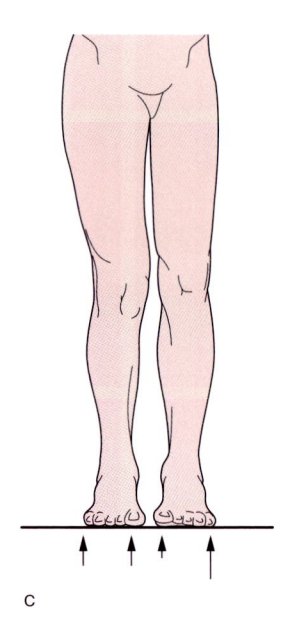

a　　　　　　　　　　b　　　　　　　　　　c

　後方からの姿勢評価において，骨盤が回旋しているかどうかを評価するために，骨盤を観察した．この前方からの姿勢評価でも同じように評価することができる．

(a) 正常な骨盤では両方のASISが同じ高さにある．膝は前方を向いている．等しい圧力が足部の内側および外側の下に生じている．
(b) 骨盤は右に回旋している．膝は前方を向いていない．右足部の外側の圧力が増加している．
(c) 骨盤は左に回旋している．膝は前方を向いていない．左足部の外側の圧力が増加している．

**所見の意味**　表5.1で示されるように，骨盤の回旋は足部と膝に影響を及ぼす．骨盤の回旋はさらに胸部にも影響を及ぼす．これの概要として，第3章56頁を参照してほしい．

## 2. 下半身

表 5.1　骨盤の回旋と足部に対する効果

| 骨盤の左回旋 ||
|---|---|
| 左足部 | 右足部 |
| ・回外の増加<br>・前足部の内反の増加によって，足部の外側で圧力が増加し，足部の内側で圧力が減少する | ・回内の増加<br>・足部の外側と内側の圧力は，おおよそ等しい |
| 骨盤の右回旋 ||
| 左足部 | 右足部 |
| ・回内の増加<br>・足部の外側と内側の圧力は，おおよそ等しい | ・回外の増加<br>・前足部の内反の増加によって，足部の外側で圧力が増加し，足部の内側で圧力が減少する |

助言　骨盤を左右に回旋して足底と床との接点に起こることを感じることによって，骨盤回旋による足部への作用を容易に確認することができる．

　骨盤についてはすでに学習しているので，この写真を観察してほしい．この人の左側の骨盤がより高くなっていることがわかるだろうか？

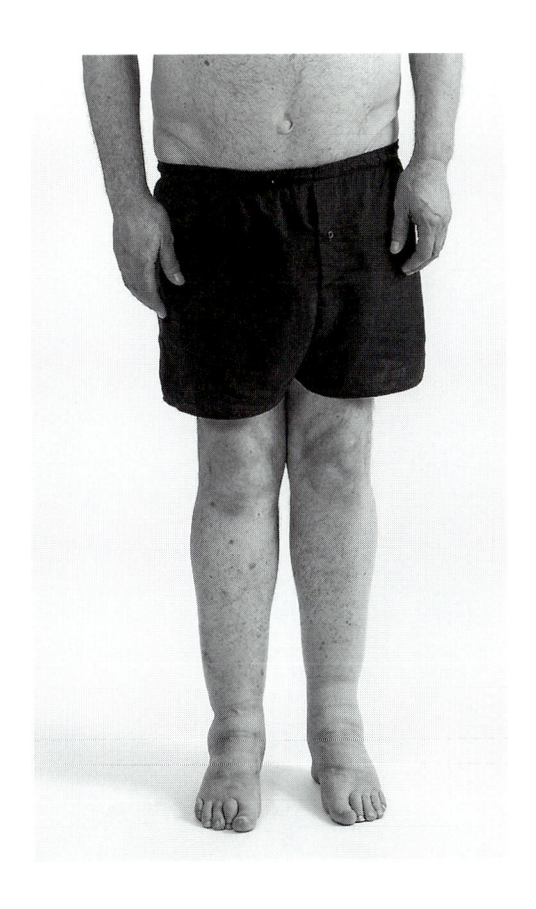

109

## STEP・3 足の肢位

　クライエントはどのように立っているだろうか？　両下肢で均等に体重を支持しているだろうか，または，一側で支持しているだろうか？自然に両下肢を近づけて立っているだろうか，または，両下肢を広げて立っているだろうか？

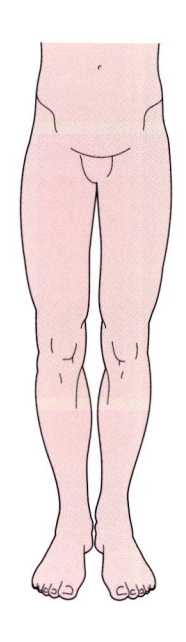

**所見の意味**　足を広げて立っているクライエントは，その足の位置で広い支持基底面を作る．なぜこのようにするのだろうか？　それは，クライエントが立位を不安定と感じているからではないだろうか？　また，それは場合によっては，股関節外転筋と比較して，内転筋が弱化しているからではないだろうか？

**助言**　クライエントが足を広げて立っていると気づき，そうすることがクライエントにとって安全であると考えられるならば，足関節の内果をできるだけ近づけて立ってもらい，どのように感じるか聞いてみる．股関節の内転筋が弱化しているクライエントは，特にこの姿勢を嫌い，不安定と感じる可能性がある．自分自身でも両足を近づけて立ってみることで，同じ感覚を得ることができる．内転筋が収縮することで，この肢位が保たれていることに気づいてほしい．

## STEP・4 筋の大きさ

　左右の大腿の筋の大きさと筋緊張を比較してほしい．大腿四頭筋の周径は等しいだろうか？

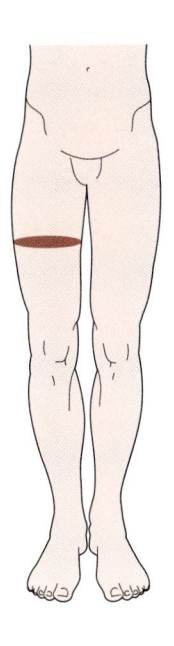

**所見の意味**　筋の大きさを観察した他の評価 STEP と同様に，筋の大きさの増加は，その筋の使用の増加や体重負荷を示し，健康的な人の筋萎縮は，その筋を使用していないことを示している．一般的に，下肢の筋萎縮は，下肢の固定による運動制限，または長期にわたる安静臥床によって起こる．

第5章　前方からの姿勢評価

### STEP・5　外反膝と内反膝

　さて，つぎは膝を観察しよう．この評価STEPでは，クライエントにできるだけ両足の内果を近づけるよう依頼する必要がある．外反膝（a）か内反膝（b）の所見があるだろうか？

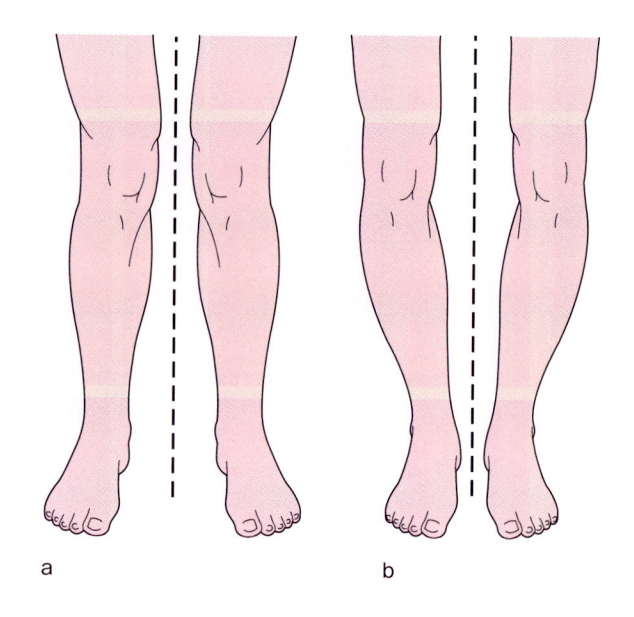

　　　　　　　　　　　　a　　　　　　　　b

**所見の意味**　外反膝と内反膝は，膝関節とそれを支持している筋に影響を及ぼす．半月板における炎症や損傷は，より大きな圧縮力を受けて，膝関節の一側に起こる可能性がある．また，膝関節の反対側では，軟部組織が過伸展される可能性がある．

　外反膝において膝関節の外側における圧力の増加は，膝関節の内側における退行性変化より前に起こり，外側の退行性変化を引き起こす要因となる可能性はあるだろうか？　対照的に，内反膝において圧力の増加は，膝関節の内側に起こる．構造的に，外反膝において大腿外側の筋（腸脛靱帯，大腿二頭筋）は，大腿内側の筋（薄筋，半膜様筋，半腱様筋）と比較してより短縮している．一方，内反膝において大腿内側の筋（薄筋，半膜様筋，半腱様筋）は，大腿外側の筋（腸脛靱帯，大腿二頭筋）と比較してより短縮している．表5.2はこれらの情報を要約している．

表5.2　外反膝と内反膝における膝関節と周囲の軟部組織の変化

|  | 外反膝<br>（X脚） | 内反膝<br>（O脚） |
| --- | --- | --- |
| 膝関節の変化 | 関節外側の圧力上昇 | 関節内側の圧力上昇 |
| 伸張された筋 | 薄筋<br>半膜様筋<br>半腱様筋 | 腸脛靱帯<br>大腿二頭筋 |
| 短縮した筋 | 腸脛靱帯<br>大腿二頭筋 | 薄筋<br>半膜様筋<br>半腱様筋 |

## STEP・6 膝蓋骨の肢位

　膝蓋骨は脛骨粗面の線上に位置しなければならない．膝蓋骨の偏位があるかどうかを理解するために，この図を観察してほしい．この図では，右膝関節における膝蓋骨の外側偏位（a）と内側偏位（b）を示している．また，膝蓋骨は膝関節に対して，正しい位置にあるだろうか？それとも，圧迫されたり，傾いているようにみえるだろうか？

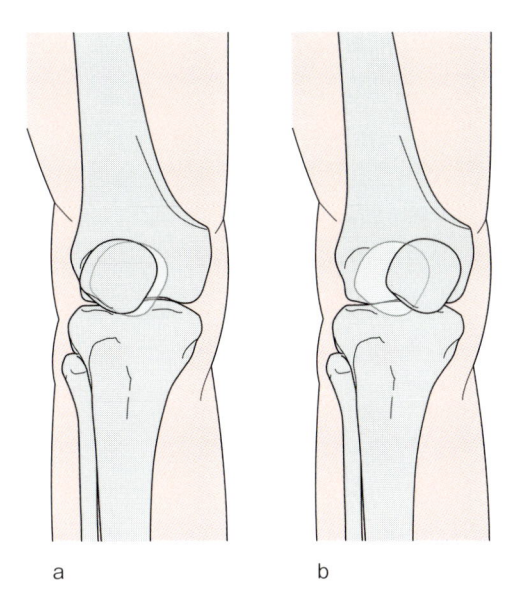

a　　　　　　　　b

**所見の意味**　膝蓋骨は大腿四頭筋腱のなかに収まっており，これらが他の構造物に連結している筋膜にも収まっているために，膝関節（または骨）の内側または外側の筋と筋膜において緊張の増加が起こり，偏位の原因となる可能性はあるだろうか？　例えば，膝蓋骨と腸脛靱帯における外側膝蓋支帯（lateral retinaculum of the knee）の緊張の増加が原因で，外側への偏位が起こる可能性はあるだろうか？　内側広筋における緊張の増加が原因で，内側への偏位が起こる可能性はあるだろうか？

　膝関節に対して膝蓋骨が圧迫される事例は，側方からの姿勢評価の下半身の評価STEP 3（86頁参照）で学んだように，立位において膝関節を過伸展させるクライエントなどで時々観察される．膝関節の前方の疼痛は，膝蓋骨の下縁が膝蓋下脂肪体に癒着して起こる，膝蓋骨の傾斜によって説明することができる．そして，これらの症状は，強制的な外力または長期間にわたる膝関節の過伸展によって悪化するだろう．

第5章　前方からの姿勢評価

### STEP・7　膝関節の回旋

　膝蓋骨は脛骨大腿関節に対してまっすぐ前に位置しなければならない．これは，クライエントが足部をわずかに外側に向けた状態で立っている場合，当然ながら膝蓋骨もまたわずかに外側を向くが，脛骨大腿関節に対しては正しく位置しなければならないことを意味する．しかしながら，大腿骨，脛骨の一方または両方に回旋が起こっている場合，膝蓋骨はもはやまっすぐ前に位置していない．

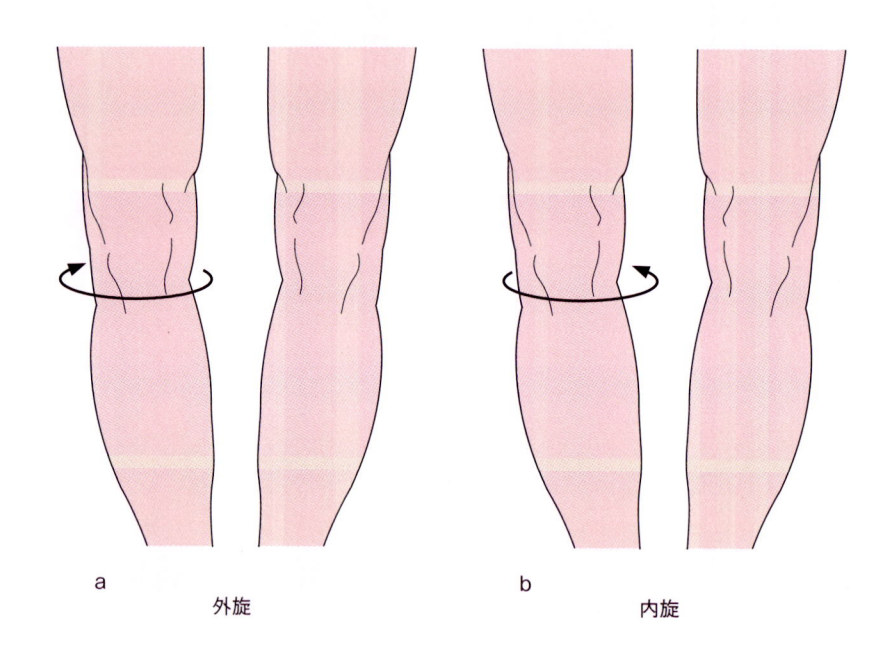

a　外旋　　　　　　　　b　内旋

**助言** 前方から膝関節の評価を行う上で，一つの面白い方法は，膝蓋骨が車のヘッドライトだと想像することである．ヘッドライトはどの方向を照らすだろうか？ ヘッドライトのビームは床のどこにあたるだろうか？

**所見の意味** 外側に回転する膝蓋骨は，大腿骨か脛骨の外旋，または両方の外旋に対応する可能性がある．内側に回転する膝蓋骨は，大腿骨か脛骨の内旋，または両方の内旋に対応する可能性がある．しばしば膝関節を過伸展した状態で立っているクライエントは，大腿骨に対して膝蓋骨を圧迫しており，膝蓋骨は前方にまっすぐ向いているのではなく，むしろ下方に傾斜している．したがって，これらのクライエントにおける膝関節の想像上のヘッドライトは，正常な状態よりもクライエントに近い地面を照らすことになる．

2. 下半身

　姿勢評価に加えて，診断を確固たるものにするために検査を行いたいと思うかもしれない．脛骨の回旋（tibial tuberosity：脛骨捻転）における非常に簡単な検査は，脛骨粗面の位置を調べることである．これは周知の通り，本来脛骨の正中線上にある脛骨粗面の位置と，回旋した脛骨の脛骨粗面の位置を比較するためである．

　すでに皆さんは膝関節を理解しているので，これらの写真を観察して，写真aで左膝関節のX脚が認められるかどうかを確認してほしい．このクライエントは，両下肢で均等に体重を支持しているだろうか？　写真bでは膝関節は内側に傾いているようにみえる（内側広筋の輪郭に注目してほしい）．写真bのクライエントの脛骨，足部，足関節はすべて，まっすぐ前方を向いている．このクライエントは，大腿骨を内旋させている可能性があるだろうか？　写真cにおけるクライエントの右膝関節の位置をみてほしい．膝関節だけでなく，右下肢全体が外旋していることがわかるだろうか？　写真a〜cにおける，想像上の膝蓋骨のヘッドライトのビームがどこを照らすのかを比較してほしい．

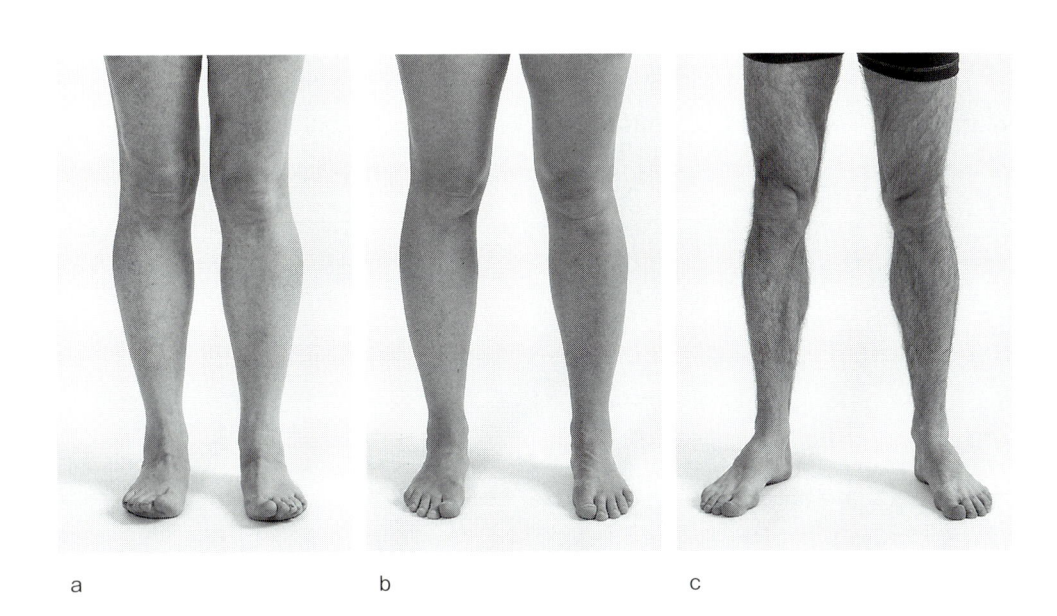

a　　　　　　　　　　b　　　　　　　　　　c

115

第5章　前方からの姿勢評価

## STEP・8　Q角

　Q角は骨盤，下肢，そして足部との関係を表す．大腿四頭筋のなかの大腿直筋（rectus femoris quadriceps muscle）と膝蓋腱の間の角度を測定したものであり，それゆえにQ角という．理論的には，Q角はなんらかの膝関節の問題を予測し，予防的な治療の必要性を示すために役立つかもしれない．クライエントのQ角を測定するために，立位において以下の評価STEPを行う．

1. 膝蓋骨中心をみつける．
2. 膝蓋骨中心から上前腸骨棘（ASIS）まで大腿骨を縦走する線を引く．
3. 脛骨粗面をみつける．
4. 膝蓋骨中心から脛骨粗面まで線を引く．膝蓋骨上にこの線を伸ばすと，最初に引いた線との間に角度ができる．

　これらの2本の線の間の角度がQ角で，通常はおよそ15～20°だが，これらは男女，そして個人間で差がある．
　膝蓋骨が通常の体重支持によるストレス（stress：応力）を受けているため，臥位よりも立位でクライエントのQ角を測定するほうがより正確である．

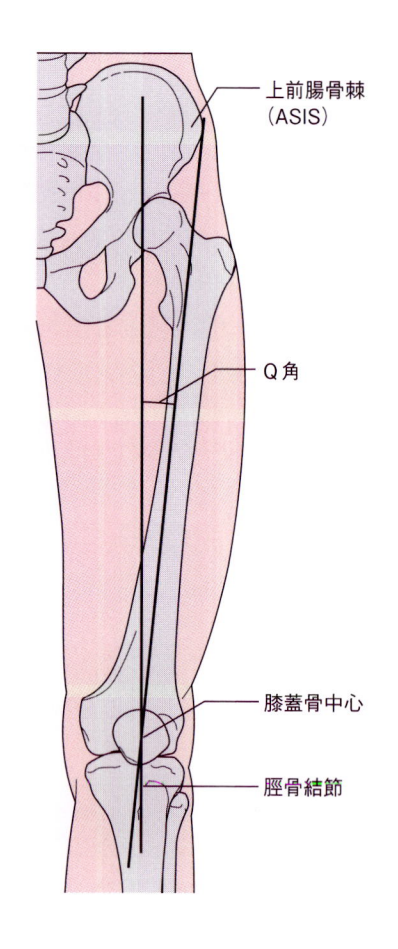

**所見の意味**　女性は男性よりも骨盤が広いため，より大きなQ角となる．正常よりもQ角が大きい場合，膝関節を使用する反復運動を行うと，膝蓋骨により大きなストレスを感じることがある．膝蓋骨が大腿骨の溝（femoral groove）でなめらかに滑らなくなってしまい，次々に微細な損傷を引き起こすだろう．時が経つにつれて，この微細な損傷は，膝蓋大腿の軟骨の破壊などのような，より重大な病態に発展する可能性がある．
　足部の回内が増加したクライエントは，脛骨内旋の結果，おそらくQ角に異常が起こるだろう．この回旋が長期にわたる場合，正常な生体力学に変化が起こり，膝関節でストレスが増加する可能性がある．これは次々に，膝関節により深刻な問題を引き起こすことが考えられる．しかし，必ずしもQ角の異常がクライエントの膝関節の問題につながるわけではないことを覚えておくことは重要である．

## STEP・9 脛骨

　まず，下腿をみて，脛骨粗面を比較する．脛骨の回旋（tibial torsion：脛骨捻転）があるかどうかを判断するために，それらを利用してほしい．通常，外向きの足部の肢位と一致するような，脛骨のわずかな外旋がある．また，どちらに弯曲しているかにかかわらず，脛骨の形状を確認してほしい．

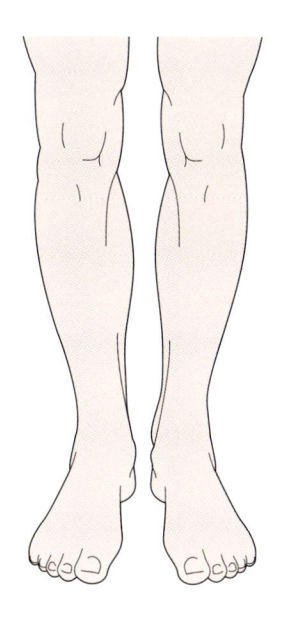

**所見の意味** 脛骨の弯曲では，骨の凹側における骨軟化，もしくは骨に対する圧縮力の増加がみられる可能性がある．脛骨外旋（lateral tibial torsion：外側の脛骨捻転）は，外向きの足部の肢位（toe-out position）を引き起こし，足部の回外の増加に伴い内側縦アーチが増加して，踵が内反する．脛骨内旋（medial tibial torsion：内側の脛骨捻転）は，内向きの足部の肢位〔toe-in（pigeon-toed）feet〕を引き起こし，内側縦アーチが減少して，踵が外反する．表5.3はこれらの情報を要約している．

表5.3　脛骨の回旋（脛骨捻転）に伴った足部の変化

|  | 脛骨外旋<br>（外側の脛骨捻転） | 脛骨内旋<br>（内側の脛骨捻転） |
| --- | --- | --- |
| 全体の足部の肢位 | 外向き | 内向き |
| 足部の変化 | 回外は増加し，踵は内反する．そして，内側縦アーチは増加する | 回内は増加し，踵は外反する．そして，内側縦アーチは減少する |

## STEP・10 足関節

　足関節を観察する時，左右の内側顆および外側顆はそれぞれが同じ高さでなくてはならない．そして，腫脹や変色などがないかどうかを確認してほしい．足関節の外返し（eversion）や内返し（inversion）は認められないだろうか？　言い換えれば，クライエントは足部の内側へ大きな圧力がかかり，内返し（rolling in）していないだろうか，足部の外側へ大きな圧力がかかり，足部内側と床面との間隔が増加することによって，外返し（rolling out）していないだろうか？

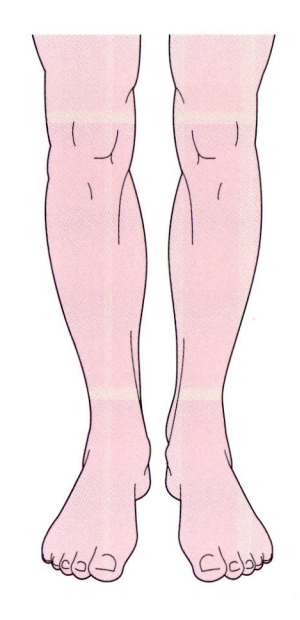

<u>所見の意味</u>　踝の位置の変化によって起こりうる詳しい説明が記載されているので，66頁の後方からの姿勢評価のSTEP 12（内果と外果）を参照してほしい．

　この写真の人の足関節は，小児期における筋骨格系の損傷が生涯にわたりどのような影響を及ぼすのかを示している．この74歳の女性は，少女の時に非常に重度の骨折を左足関節に負ったのである．

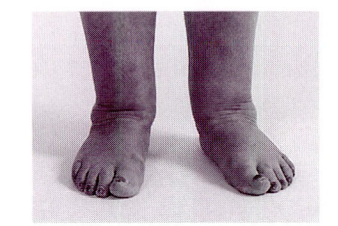

## STEP・11 足部の肢位

クライエントはどのように足部の位置を決めているだろうか？ 両足部は同じ角度で外を向いて，想像上の垂直線（重心線）から等距離になくてはならない．

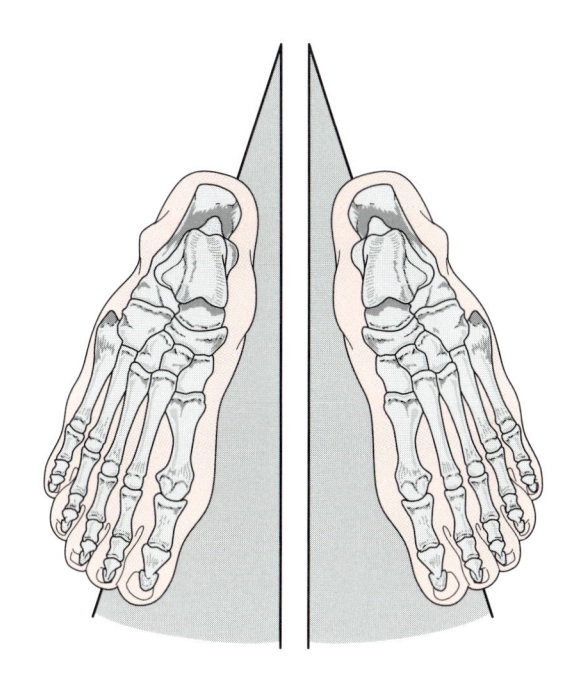

<u>所見の意味</u> バレエをする時のような足の肢位は，股関節の外旋や脛骨の外旋（外側脛骨捻転），またはその両方を引き起こすことがある．股関節の外旋は，腸脛靱帯とともに大殿筋と中殿筋の後部線維の短縮を引き起こすことがある．足部を内向きにして立っているクライエントは，股関節や脛骨の内旋を引き起こす筋のどちらか，もしくはその両方の短縮を引き起こすことがある．表5.4はこれらの情報を要約している．

表5.4 足部の外向きの肢位（toe-out foot position）と内向きの肢位（toe-in foot position）に関連した変化

|  | 足部が外向き | 足部が内向き |
|---|---|---|
| 股関節がとる可能性がある肢位 | 外旋位 | 内旋位 |
| 脛骨がとる可能性がある肢位 | 脛骨の外旋（外側脛骨捻転） | 脛骨の内旋（内側脛骨捻転） |
| 短縮する可能性がある筋 | 腸脛靱帯に伴う大腿の外旋筋 | 大腿の内旋筋 |

## STEP・12 扁平足と凹足

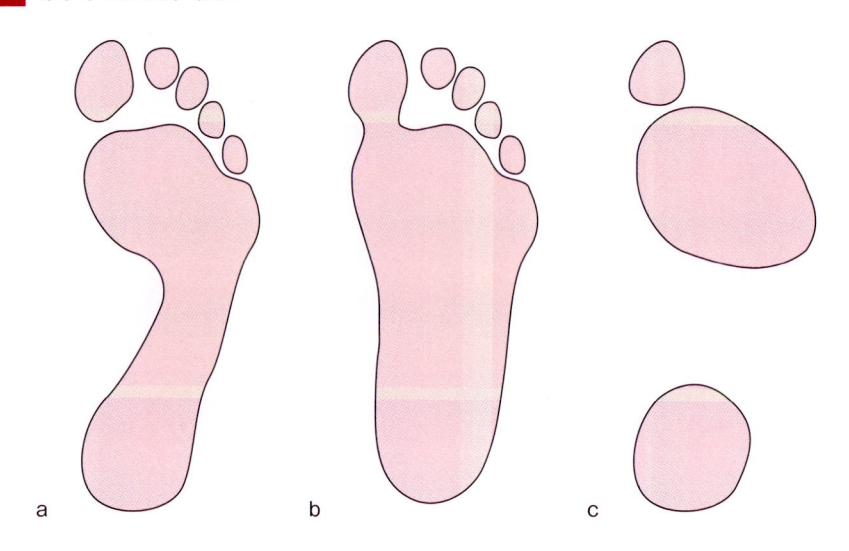

a　　　　　　　　b　　　　　　c

　体重は足部の内側と外側に均一に分布しているようにみえる（a）．扁平足（pes planus, flat foot）（b）または凹足（hollow foot, high arch）（c）があるかどうかに注意してほしい．扁平足では，足部の内側に全く隙間がなく，床に完全に着いている場合さえある．凹足では，床と足の内側の間に正常より大きな間隔がある．

**助言** 多くのスポーツシューズの販売業者は，顧客がどのように立位と走行で体重分布しているかを評価するために，現場に床反力計（pressure plate）を持ち込んでいる．立位における体重負荷を判定する簡単な方法は，単に足跡（footprint）を採取することである．明らかにこれは，通常行われる姿勢評価の一部ではないが，家族や友人の足部をはっきり観察でき，自宅で行うことができる楽しい評価である．

**所見の意味** 扁平足は内在筋である足底の筋群の弱化と，足底のアーチを保つ靱帯の過伸展によって，足底のアーチが低下して起こる可能性がある．そして，距骨は回内するとともに，踵骨の内側へ滑る．時間とともに扁平足が発症し，足底の長い筋が過伸展して，下腿と足部の痛みを生じる可能性がある．凹足は正常よりも高い縦アーチを示す．踵骨は回外し，残りの足部は回内する．また，体幹の回旋が足部と足関節の肢位に影響を及ぼすことを覚えておいてほしい．表5.5はこれらの情報を要約している．

### 表 5.5 扁平足と凹足に伴う変化

|  | 扁平足 | 凹足 |
| --- | --- | --- |
| 足底アーチの変化 | 足底アーチの消失 | 正常よりも高くなった足底アーチ |
| 足根骨の位置の変化 | 距骨は踵骨の内側に滑る | 踵骨は回外し，それ以外の足部は回内する |
| 軟部組織の変化 | 内在筋である足底の筋群の弱化，足底の長い筋の過伸展，靱帯と足底筋膜の過伸展 | 内在筋と足底筋膜の短縮 |
| 体幹回旋との関係 | 体幹の左回旋は，右足部の回内を増加させる<br>体幹の右回旋は，左足部の回内を増加させる | 体幹の左回旋は，左足部の回外を増加させ，左足部の外側における圧力の増加を引き起こす<br>体幹の右回旋は，右足部の回外を増加させ，右足部の外側における圧力の増加を引き起こす |

## STEP・13 その他の観察

前述の後方と側方からの姿勢評価の章と同様に，ここではまだ詳細に観察してこなかったことで，他になにか変わったことはないかということに注目したい．関節周辺の腫脹や皮膚の変色，そして瘢痕に注意してほしい．この写真のなかで，写真の人の右の前脛骨筋の腱に緊張増加があることがわかるだろうか？　それは，この写真が撮られたちょうどその時，この人が姿勢の動揺を正していたのかもしれないし，左右の前脛骨筋の腱の長さが異なるのかもしれない．

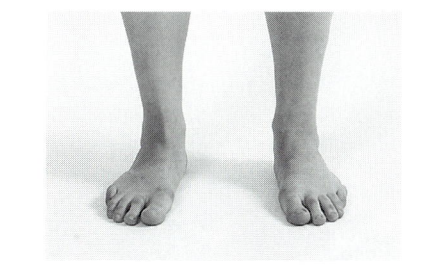

第5章 前方からの姿勢評価

## 3. 全体的観察：体型

*An Overall View : Body Shape*

　評価が終わった後，一歩下がってクライエントの全体を観察をしてみよう．人は皆，固有の体型をもっていることが知られている．肥満型（a），細長型（b），中等大体格（c）の3つの体型がある．肥満型の人は，一般にがっしりして骨太であるといわれ，脂肪を蓄えて大きく太った体型をもつ．対照的に，細長型の人は，骨と皮のように痩せており，のっぽであると一般的にいわれている．中等大体格の人は，見た目が筋骨たくましく，強健であるといわれている．

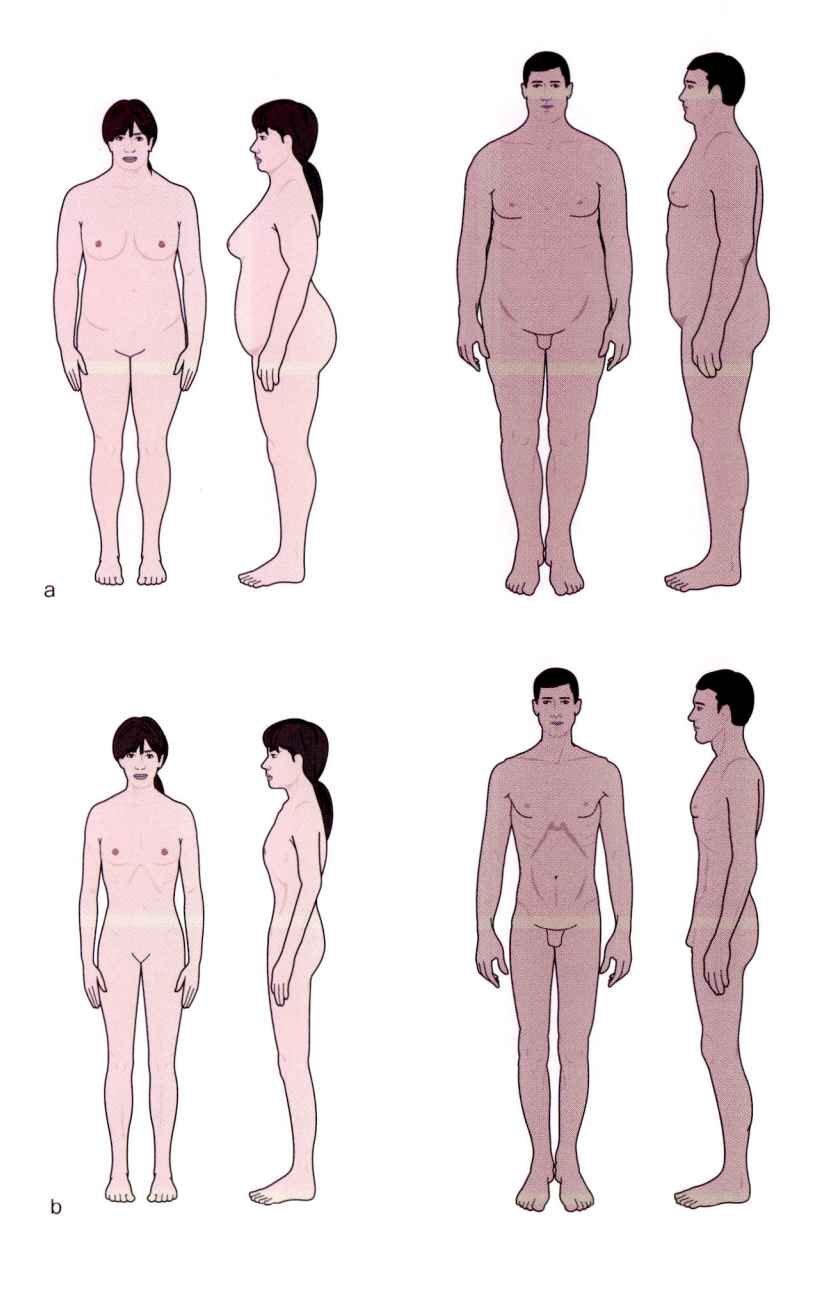

c

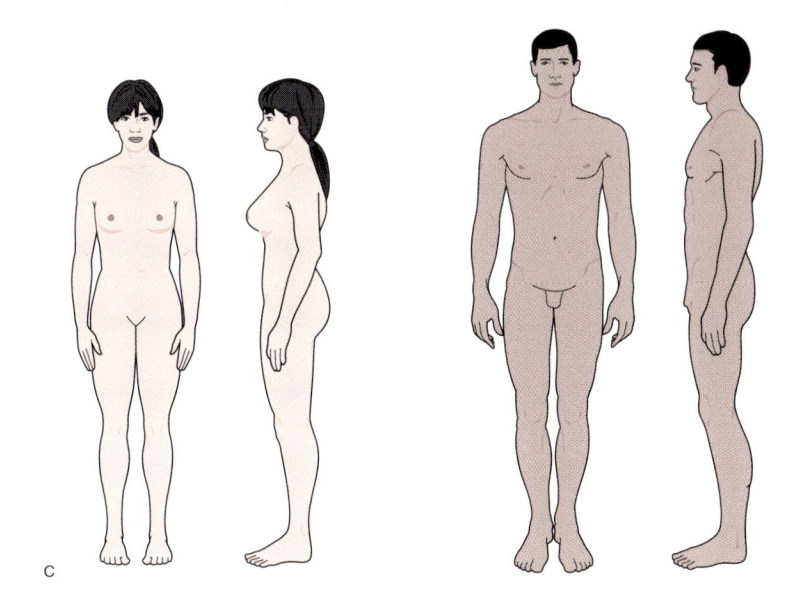

**所見の意味** マラソンを走る大きくて重量のある人や，細い体型にもかかわらず，非常に強い身体をもつ人を知っているだろう．しかし，なんらかの身体活動にとっては，ある一定の体型がそれ以外の体型に比べ，ふさわしいと考えられている．このことは，しばしば一部のクライエントにおいて，負傷が増加する可能性があることを説明することができる．例えば，細長型の体型は，その細い体格と長い四肢では，四肢が関節やその周りの靱帯に対して長いてこになり不利に働くため，重量挙げには向かない．対照的に，中等大体格の人の体型は，より大きくてがっしりしている．そして，それらの体型は，おそらくランニングよりも重量挙げに適している．これらを一般化しすぎるのは良くないが，これらの見解は時々役に立つかもしれない．例えば，しばしば負傷するクライエントが，なんらかのスポーツ活動を行っている時，スポーツと体型が必ずしも合っているわけではないのかもしれない．

## Quick Questions

1. 鎖骨が非常に鋭角で上方へ向いていることは，なにを示しているのだろうか？
2. 肘関節の正常な運搬角はどのくらいか？
3. 外反膝（genu valgum）と内反膝（genu varum）の一般的な名前はなんだろうか？
4. 立位では，わずかな脛骨外旋（外側脛骨捻転）と脛骨内旋（内側脛骨捻転）のどちらがみられるだろうか？
5. 肥満型，細長型，中等大体格の人とは，一般的にどのような意味を表すだろうか？

# 第6章

# 座位の姿勢評価

　本章では，衣服を着て座っているクライエントの姿勢に焦点をあてる．座位の姿勢評価は，包括的な姿勢分析の一部として一般的に実施されていないにもかかわらず，多くの人は，例えば机仕事や運転などで座ることに長い時間を費やしているので，理解することが重要な姿勢である．評価に必要な情報は，一般的かつ段階的な形式で本章に示されており，その評価STEPの多くは，後方と側方からの姿勢評価において，すでに学んだことと同じである．本章は，いつものように座位姿勢を保っているクライエントを評価するのに役立つだろう．もしクライエントがこのカテゴリーにあてはまらなくても，人が一定の肢位を維持する場合，その情報は，関節のポジショニングがそれを支持する軟部組織にどのように影響を及ぼすかについての理解に役立つだろう．

　本章は，座位での詳しいコンピュータ分析（しばしば，熟練した人間工学の研究者によって実施されなければならないもの）に取って代わることを目的としてはいない．そして，普段から車椅子を使用している人の分析ができるようになることも目的としてはいない．それでも，車椅子を使用するクライエントの評価を行う場合，この情報は役立つだろう．しかし，これは一般集団の評価に基づいているため，一部は異なることを心に留めておく必要がある．車椅子は，広範囲に及ぶ姿勢の問題をもつクライエントに提供されている．そしてこれらのクライエントは，彼らを専門に扱う理学療法士にゆだねられなければならない．多くの読者が，机仕事をしているクライエントを治療しているであろうことから，本章では机に座るクライエントの姿勢評価に専念する．

　皆さんは，評価の参考にするために本章を読むかもしれない．または，クライエントの観察に，146頁の座位の姿勢評価表を使うかもしれない．筆者が後方と側方からの2つの見方だけを表示していることに注目してほしい．これは，クライエントが机に座って前方になにかがあるために，あるいは乗り物に乗って座っているために，いずれの場合もクライエントを前方から観察できそうにないからである．

　もし後方と側方からの姿勢評価の章を読んでいれば，この情報の多くはすでに聞き慣れたものだろう．また，前出の後方と側方からの姿勢評価のSTEPのすべてが含まれるのではないことに注目してほしい．なぜなら，ここではクライエントは服を着ているので，骨性のランドマークや皮膚のしわ，関節肢位のいくつかは観察できないからである．しかし，もし座位姿勢が問題の原因となっていると考えられる場合は，診察室のなかで椅子または腰掛けに服を脱いで座ってもらって，座位評価を実施するべきである．

第6章 座位の姿勢評価

## 1. 後方からの観察

*Posterior View*

　実際にクライエントが仕事場で座っている姿勢を観察することが最善である．次善の策は，例えばクライエントがタイプを打ったり，コンピュータのマウスを使用している場面を想像してもらい，仕事中の姿勢をとるように頼むことである．朝，仕事をはじめる時の良い姿勢だけではなく，日中の大半でどのように座るかを示してもらう．つぎの写真は，仕事をはじめる時（a），実際にパソコンの画面に集中している時（b），一日の終了時（c）にクライエントがとるかもしれない姿勢の種類を示している．さらに一日の終わりに椅子の背にもたれている時，頚部に起こることに注意してほしい．

　これらの段階でそれぞれを評価する時，もしクライエントの後ろに座るならば，より容易に問題をみつけることができるだろう．

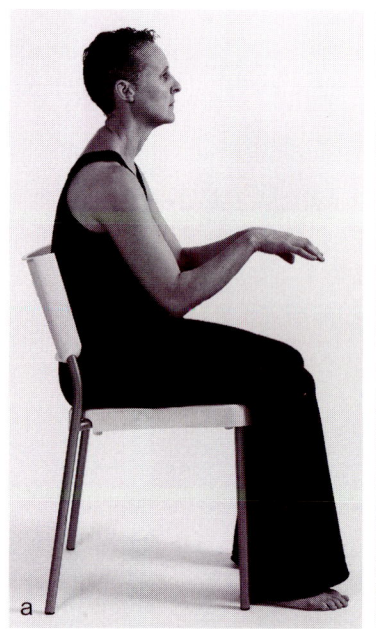

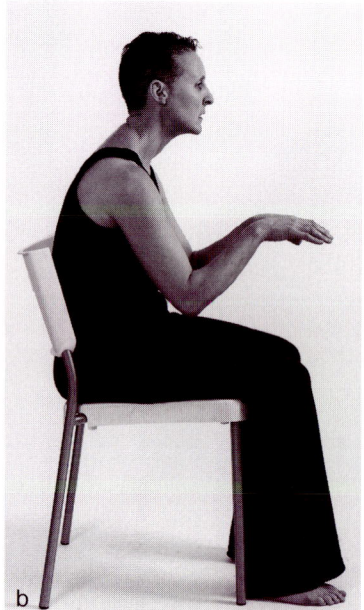

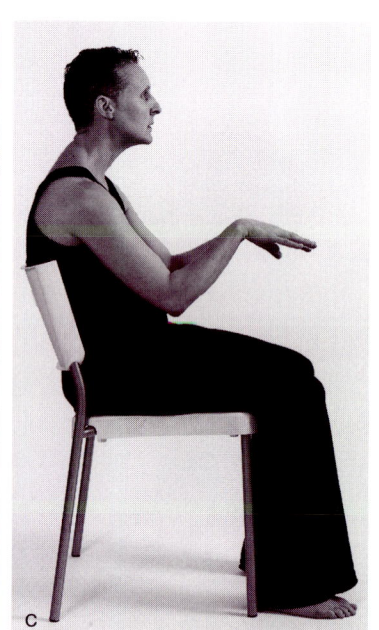

## STEP・1 頭頸部の肢位

　頭頸部の肢位を確認することからはじめよう．耳朶の高さがどうであるか，少しでも頸部の側屈がないかを考えてほしい．クライエントはまっすぐ前を向いているだろうか，もしくは，片耳がわずかに多くみえていないだろうか，または，それと同側への回旋を示すように，一側の顔が反対側よりみえていないだろうか？　そして，頸椎の筋を詳細に観察してほしい．どちらか一側に筋緊張の増加がないだろうか？　クライエントは仕事中によく電話を使用するだろうか？　もしそうであれば，以下のことを示すように依頼する：ヘッドフォンを使用するか，もしくは，一側の耳で電話をはさむか？

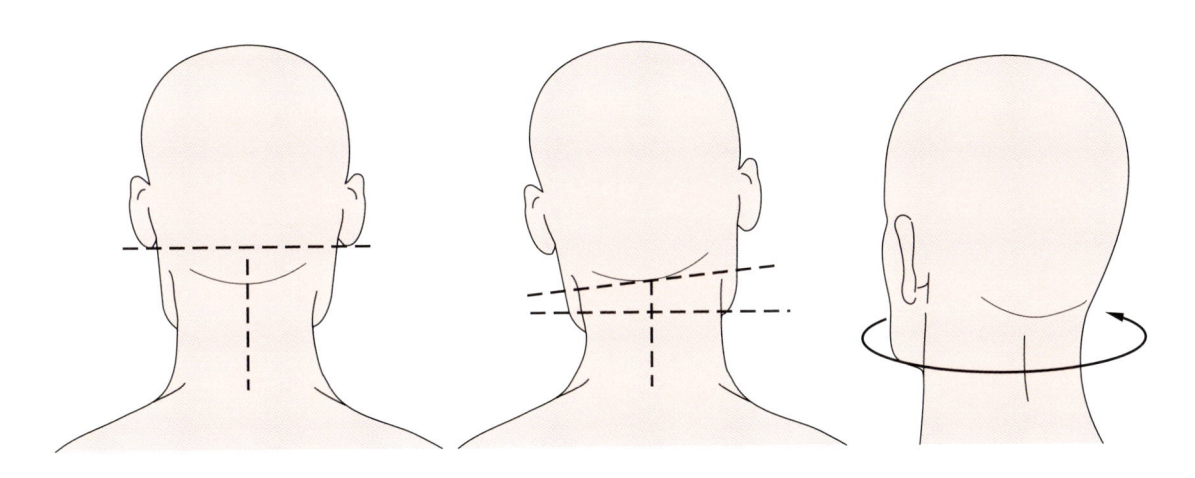

所見の意味　不均等な耳の高さは，頭部側屈を示す可能性があり，耳の高さが低い方向に頸椎が側屈している．頸部の側屈は，時折，肩の痛みを伴うこともある．疼痛を和らげるために，クライエントはしばしば痛みのある方向へ頸部を側屈する．頸部の側屈は，頸部が屈曲している側の筋の短縮から起こることもある．クライエントが仕事場の一側にある物をおいているために，頭部の回旋が生じるかもしれない．例えば，正面にキーボードをおいているが，文書を読むために頭部を右側へ回旋し続けるかもしれない．解剖学と生理学に少し疎い人には，表6.1が役立つだろう．

**表6.1　頭頸部の側屈または回旋で短縮する筋**

|  | 側屈 | 回旋 |
| --- | --- | --- |
| 右方向 | 右の肩甲挙筋<br>右の胸鎖乳突筋<br>右の僧帽筋上部線維 | 左の胸鎖乳突筋<br>右の斜角筋<br>右の肩甲挙筋 |
| 左方向 | 左の肩甲挙筋<br>左の胸鎖乳突筋<br>左の僧帽筋上部線維 | 右の胸鎖乳突筋<br>左の斜角筋<br>左の肩甲挙筋 |

## STEP・2 肩の高さ

　つぎに，肩をみてみよう．水平だろうか？ 上肢の位置はどうなっているだろうか？ 上肢を椅子または机の上にのせているだろうか？ それともキーボードの上にのせているだろうか？ または特殊な肘掛けにのせているだろうか？ 運転する場合，両上肢でハンドルを握っているだろうか，もしくは，ほとんど一側の上肢で操縦しているだろうか？ 窓枠の上に一側上肢をつき，もう一側の上肢でハンドルを握っているだろうか？ これらの質問はクライエントの身体の使用方法に関するものであり，それ自体は厳密には姿勢に関するものではないが，どの肢位を長くとるかを知ることは重要である．

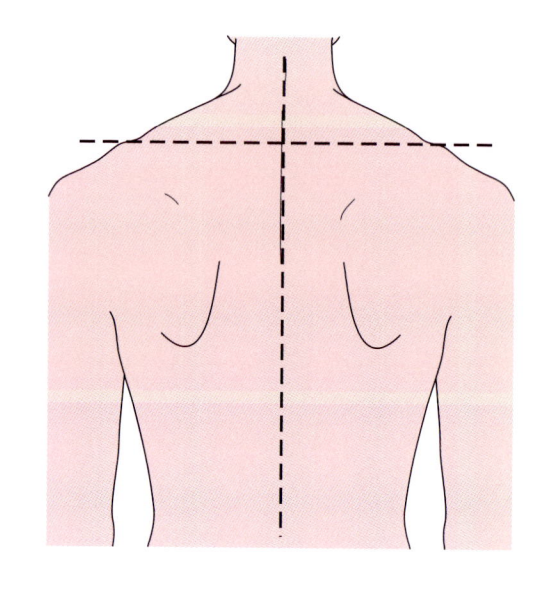

**所見の意味** いくつかの肩の筋は，頚部に付着しているので，肩の挙上は頭頚部の姿勢と密接につながっている．頚部を側屈したクライエントには，おそらく同側の肩の挙上も伴っている．40頁の後方からの姿勢評価のSTEP 8において，肩甲骨が挙上している場合，肩甲骨の下角は反対側の肩甲骨下角よりも上に位置すると予想されることを学んだ．しかし，服を着用しているクライエントでは肩甲骨を観察することができないため，その代わりに衣服の上から触診すると良い．

　車の窓枠または椅子の肘掛けに上肢をついているクライエントは，ついている側の肩甲骨の挙上筋を他動的に短縮している．反対側の上肢の筋が等尺性に保持されるので，時折安静にしている一側の肩よりもむしろ，反対側の肩に問題を感じる可能性があるかもしれない．ちょうど肩の痛みがあるクライエントが，その肩を保護するために痛みのある側の筋を短縮させ，痛みのある側へ頚部を側屈させるかもしれないように，頚部痛のあるクライエントは，苦痛を和らげるために一側または両側の肩を無意識的に挙上するかもしれない．これは，なぜ姿勢評価を行う前にクライエントの既往歴を聞く必要があるかのもう一つの例である．

## 1. 後方からの観察

### STEP・3 胸部

つぎに，クライエントのオフィスのコンピュータが正面にあるか，側方に位置しているかをみる．クライエントの椅子と股関節の位置をみる．股関節は前方を向き，胸部は別の方向を向いていないだろうか？

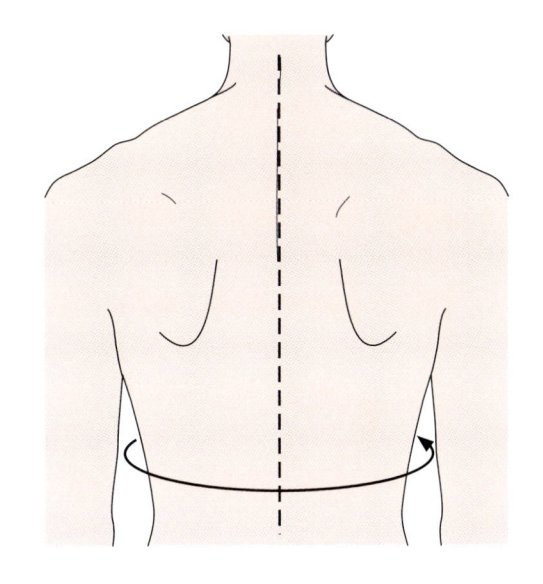

<u>所見の意味</u> オフィスのコンピュータがクライエントの股関節の向きに対してやや外側に配置される場合，クライエントはコンピュータの方向へ胸部を回転させる必要があるだろう．骨盤回旋の作用についての詳細は，前述した表3.2（45頁）を参照してほしい．

第6章 座位の姿勢評価

## STEP・4 股関節と大腿部の肢位

　あなたがクライエントの後ろに座った場合，クライエントが背や肘掛けのない椅子に座らない限りは，股関節と大腿部の肢位をみることはできないだろう．立って，どのように彼が座っているかを観察しよう．彼は両大腿を閉じ，きちんと足関節と足部を床につけて座っているだろうか？　または，より可能性が高いと思われるが，彼は大腿を外転させて座っているだろうか？　彼はいつも一側の下肢を組んで座っているだろうか？

所見の意味　股関節を長時間外転すると，大殿筋は伸張され弱化し，また中殿筋は短縮する（おそらくこれも弱化する）．多くの人は，腰椎の痛みを軽減するために，頻回に下肢を組んで座る．もし，彼らがいつも同じ肢位をとっている場合（例えば，右下肢の上に左下肢をのせるなど），軟部組織の変性と機能障害の原因となる可能性がある．

## STEP・5 足部の肢位

　この節における最終STEPは，足部の肢位をみることである．クライエントの足部は，床に対して平らについているだろうか？　足関節を底屈させるハイヒールを履いているだろうか？　両足を椅子の周りにまきつけているだろうか（写真に示されるように），または，下肢を組んで座っているだろうか？

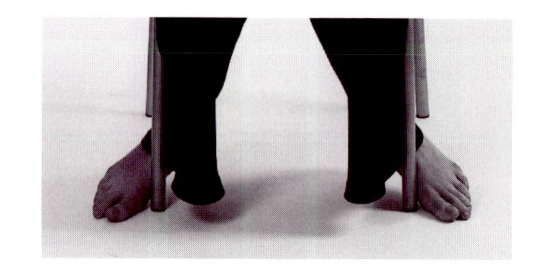

所見の意味　ハイヒールを履くことは，足関節と足部の底屈筋の短縮につながる．上記の写真から，椅子の脚に足関節と足部をまきつけて座るどれほどの人が足関節外反位をとり，それによっておそらく腓骨筋が短縮するであろうことを想像できるだろうか？　この肢位で座ってみると，股関節が内旋することに気づくだろう．これもまた，この姿勢の結果である．

## 2. 側方からの観察

*Lateral View*

今度は，側方からの姿勢を観察するために，自分自身の位置を変えて座ってみよう．

### STEP・1　頭頚部の肢位

　クライエントの頭が，身体のどこに関連しているかを考えてみよう．頭部は胸部の上に安楽に位置しているか，それとも前方に押し出されているか？　頚椎はどのようにみえるだろうか？　弯曲は正常か，正常より平坦か，または，前弯の増加があるか？　もしそれがみられるとしたら，どのように頚胸椎の連結が生じているだろうか？　C7は通常よりも突出しているだろうか？

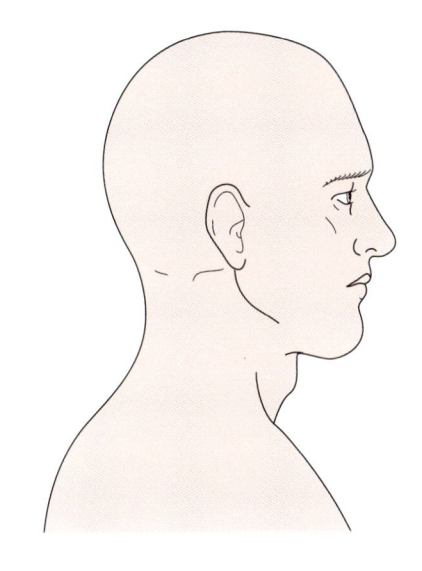

**所見の意味**　頭部が胸部の上に正しく位置していない時，頚部，胸部と上肢はすべて影響を受ける．頚部を屈曲位に保持することは，斜角筋の筋緊張の増加と頚部伸筋の伸張と弱化を招く．しばしばこれらの筋にかけられる負荷の増大によって，頚部だけでなく肩や上背部にも疼痛が生じる．

　反対に，頚椎前弯が増加する場合，頚部伸筋は短縮して弱化し，頚部屈筋は伸張されて弱化する．この肢位において，頚椎椎間板の後部の圧迫は増加する．椎間関節（zygapophyseal joint）もまた圧迫される．前方に頭部を突き出す姿勢をとり続け，神経症状を訴えるクライエントに出会ったことがあるだろうか？　これらの症状の原因の一つに，この姿勢による神経根圧迫がありうるだろうか？

　この頭部を前方に突き出した姿勢は，胸椎の後弯の増加も伴い，その結果，胸腔が減少するだろう．

## STEP・2 胸部

　しばしば，習慣的で固定的な座位姿勢をとり続けているクライエントは，胸椎後弯の増加を示す．この胸椎後弯の増加は，頚椎や腰椎の一方または両方の前弯増加に対する代償である．

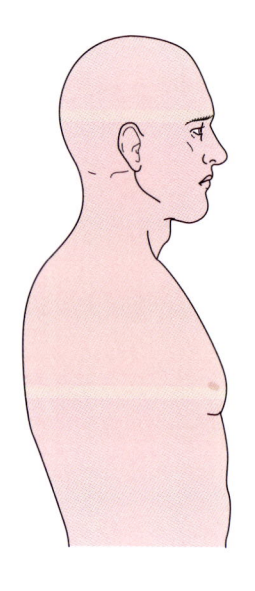

**所見の意味**　重度の胸椎後弯姿勢は，押し下げられた胸腔が原因で，前方の胸筋の短縮と浅い呼吸を伴う．しばしば，気持ちが落ち込んだ時のように体幹が屈曲し，上部腹筋が短縮する．頚椎前弯が増加した場合（頚椎前弯症），肩甲骨の前方突出のために，頚椎の屈筋，胸椎の伸筋，僧帽筋中部線維と下部線維，菱形筋が弱化するだろう．上腕骨の内旋を伴っている場合，肩の内転筋と内旋筋もまた短縮するだろう．もっともなことだが，頚部痛と肩痛は，これらの筋の不均衡のために胸椎後弯が増加したクライエントに共通している．

## STEP・3 肩の肢位

　つぎに，肩をみてみよう．この観察からは，脱衣した立位での側方からの姿勢評価で得られるほど多くの情報を得られないかもしれないが，このSTEPで少なくとも頭頸部と関連した肩の肢位の総合的な感触をつかむことができるだろう．胸椎後弯の増加した姿勢に伴って，肩甲帯の前方突出が生じているだろうか？　または，可能性は低いが，クライエントは軍隊式に胸を張り，肩甲帯を後方に引いて垂直に座っているだろうか？　車を運転する場合，クライエントがハンドルを握る際に，両肩甲帯が前方突出するだろうか？

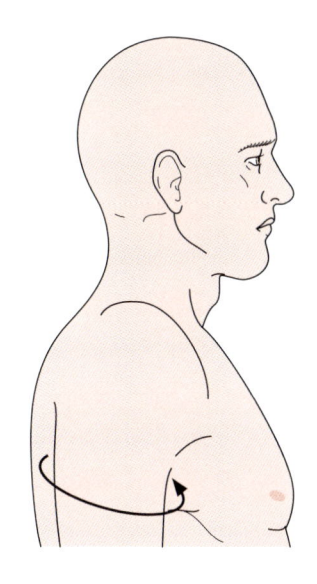

**所見の意味**　多くの人が机に座っている時にとる体幹屈曲姿勢は，肩甲帯の前方突出に結びつき，肩甲上腕関節と同様に胸部と頸部に影響を与える．しばしばこの姿勢では頸椎前弯の増大がみられるので，クライエントには頸部伸筋の短縮と弱化が認められるだろう．

　胸部において前方突出した肩甲帯には，伸張され弱化した菱形筋と，短縮した大・小胸筋，肋間筋が伴う．胸椎の伸筋と同様に，僧帽筋中部線維と下部線維もまた伸張され弱化するだろう．肩甲上腕関節において，上腕骨の内旋は，肩甲下筋や大胸筋などの筋短縮を示唆する．前章において，筆者は，この肢位が肩関節屈曲で疼痛を引き起こすインピンジメント症候群の一因になるかどうかについて質問した．

### STEP・4 腰椎，骨盤，股関節

　一部の人は，下肢を外転させて座るか，または一側下肢を組んで座る．いずれにせよ，座位姿勢では股関節は屈曲される．多くの人は，一日のはじまりにはより伸展した座位姿勢をとっている．しかし，筋が疲労するにつれて姿勢は変化し，骨盤後傾を伴い，より腰椎が後傾する．一日の大半をどのような座位姿勢で過ごしているかを示すよう，クライエントに依頼してほしい．

所見の意味　まっすぐに座る時，腰椎は中間位で骨盤は前傾している．気分が落ち込んだ時，腰椎は平坦になり，骨盤は後傾する．座る時，多くの人は一側下肢を組む．これはまっすぐな座位姿勢を維持しようとする場合，骨盤は前傾し，腰椎前弯は増加するからである．一側下肢を組むことで，この骨盤の前傾は減少する．また，座位姿勢を長くとり続けると，股関節屈筋が短縮する可能性がある．
　第4章（80～83頁参照）で腰椎前弯の増加が骨盤の前傾を示し，腰部の椎間板と椎間関節の後部の圧迫，脊柱起立筋の短縮によって腰痛症に結びつく可能性があることを学んだだろう．それにもかかわらず，クライエントの多くは，一日を通してこのまっすぐな姿勢を維持していない．気分が落ち込んだ屈曲姿勢は，腰椎の正常なカーブの減少を引き起こす．この場合，おそらく身体の前方の軟部組織は短縮し，腰椎の後部組織は伸張されるだろう．

### STEP・5 膝関節

　座位姿勢では，クライエントが床の上に下肢を伸ばして座らない限り，膝関節は常に屈曲する．

所見の意味　屈曲した膝関節は，短縮した膝関節屈筋と伸張された膝関節伸筋を伴う．

## Quick Questions

1. 右側にオフィスのコンピュータを設置しているクライエントでは，頚部のどの筋が短縮するだろうか，または，緊張が増強するだろうか？
2. 一部の人は，座位姿勢においてどのようにして肩甲帯の挙上筋を他動的に短縮させるのだろうか？
3. 解剖学的に，座位姿勢で一側下肢を組むことによって，腰椎と骨盤はなにに対抗しているのだろうか？
4. 座位姿勢で股関節筋のどの筋群が常に短縮されるだろうか？
5. 座位姿勢で膝窩筋と膝関節の後方になにが起こるだろうか？

# 付録

# 姿勢評価表

　クライエントの所見をみつけて説明するために，そして，姿勢評価を完全なものにするために，これらの姿勢評価図表を使用することができる．また，クライエントの記録をつけるために，これらの評価表を気軽にコピーしてほしい．これらの評価表の各々のSTEPの順序は，第3〜6章でのSTEPと同じになっている．より多くの詳細な情報を得て，各STEPの評価を完全なものにするために，各章をそれぞれ参照してほしい．

　　　後方からの姿勢評価表 ……………………………………… 136
　　　側方からの姿勢評価表 ……………………………………… 140
　　　前方からの姿勢評価表 ……………………………………… 143
　　　座位の姿勢評価表 …………………………………………… 146

## 後方からの姿勢評価表

| 左側 | 上半身 | 右側 |
|---|---|---|
| | STEP 1<br>両耳の位置関係 | |
| | STEP 2<br>頭頚部の傾斜 | |
| | STEP 3<br>頚椎の回旋 | |
| | STEP 4<br>頚椎のアライメント | |
| | STEP 5<br>肩の高さ | |
| | STEP 6<br>筋の大きさと筋緊張 | |
| | STEP 7<br>肩甲骨の内転と外転 | |
| | STEP 8<br>肩甲骨下角 | |

| 左側 | | 右側 |
|---|---|---|
| | STEP 9<br>肩甲骨の回旋 | |
| | STEP 10<br>翼状肩甲骨 | |
| | STEP 11<br>胸椎 | |
| | STEP 12<br>胸郭 | |
| | STEP 13<br>皮膚のしわ | |
| | STEP 14<br>上肢の肢位　　訳注：上肢と身体の間隔 | |
| | STEP 15<br>肘の肢位 | |
| | STEP 16<br>手の肢位 | |
| | STEP 17<br>その他の観察 | |

続く

| 下半身 ||||
|---|---|---|---|
| 左側 ||| 右側 |
|  | STEP 1<br>腰椎 |  |  |
|  | STEP 2<br>腸骨稜 |  |  |
|  | STEP 3<br>上後腸骨棘 |  |  |
|  | STEP 4<br>骨盤の回旋 |  |  |
|  | STEP 5<br>殿部のしわ |  |  |
|  | STEP 6<br>大腿の大きさ |  |  |
|  | STEP 7<br>内反膝と外反膝 |  |  |
|  | STEP 8<br>膝関節の後部 |  |  |

| 左側 | | 右側 |
|---|---|---|
| | STEP 9<br>ふくらはぎ（腓腹部）の大きさ | |
| | STEP 10<br>ふくらはぎ（腓腹部）の正中線 | |
| | STEP 11<br>アキレス腱 | |
| | STEP 12<br>内果と外果 | |
| | STEP 13<br>足部の肢位 | |
| | STEP 14<br>その他の観察 | |

From J. Johnson, 2012, Postural assessment (Champaign, IL : Human Kinetics).

## 側方からの姿勢評価表

| 右側 | 上半身 | | 左側 |
|---|---|---|---|
| | STEP 1<br>頭部の肢位 | | |
| | STEP 2<br>頚椎 | | |
| | STEP 3<br>頚椎と胸椎の連結部 | | |
| | STEP 4<br>肩の肢位 | | |
| | STEP 5<br>胸郭 | | |
| | STEP 6<br>腹部 | | |

| 右側 | | 左側 |
|---|---|---|
| | STEP 7<br>腰椎 | |
| | STEP 8<br>その他の観察 | |
| | 下半身 | |
| | STEP 1<br>骨盤 | |
| | STEP 2<br>筋の大きさ | |
| | STEP 3<br>膝関節 | |

続く

| 下半身 ||
|---|---|
| 右側 | 左側 |

| | | |
|---|---|---|
| | STEP 4<br>足関節 | |
| | STEP 5<br>足部 | |
| | STEP 6<br>その他の観察 | |

From J. Johnson, 2012, Postural assessment (Champaign, IL：Human Kinetics).

## 前方からの姿勢評価表

| 上半身 ||||
|---|---|---|---|
| 右側 ||| 左側 |
| | STEP 1<br>顔面 | | |
| | STEP 2<br>頭部の肢位 | | |
| | STEP 3<br>筋緊張 | | |
| | STEP 4<br>鎖骨 | | |
| | STEP 5<br>肩の高さ | | |
| | STEP 6<br>丸まった肩 | | |
| | STEP 7<br>胸部 | | |
| | STEP 8<br>運搬角 | | |

続く

| 右側 | 上半身 | 左側 |
|---|---|---|
|  | STEP 9<br>上肢 |  |
|  | STEP 10<br>手と手関節 |  |
|  | STEP 11<br>腹部 |  |

| | 下半身 | |
|---|---|---|
|  | STEP 1<br>骨盤の側方傾斜 |  |
|  | STEP 2<br>骨盤の回旋 |  |
|  | STEP 3<br>足の肢位 |  |
|  | STEP 4<br>筋の大きさ |  |

| 右側 | | 左側 |
|---|---|---|
| | STEP 5<br>外反膝と内反膝 | |
| | STEP 6<br>膝蓋骨の肢位 | |
| | STEP 7<br>膝関節の回旋 | |
| | STEP 8<br>Q角<br>上前腸骨棘（ASIS）<br>Q角<br>膝蓋骨中心<br>脛骨結節 | |
| | STEP 9<br>脛骨 | |
| | STEP 10<br>足関節 | |
| | STEP 11<br>足部の肢位 | |
| | STEP 12<br>扁平足と凹足 | |
| | STEP 13<br>その他の観察 | |

From J. Johnson, 2012, Postural assessment (Champaign, IL : Human Kinetics).

# 座位の姿勢評価表

| 後方からの観察 |||
|---|---|---|
| 左側 | | 右側 |
| | STEP 1<br>頭頚部の肢位 | |
| | STEP 2<br>肩の高さ | |
| | STEP 3<br>胸部 | |
| | STEP 4<br>股関節と大腿部の肢位 | |
| | STEP 5<br>足部の肢位 | |
| 側方からの観察 |||
| | STEP 1<br>頭頚部の肢位 | |
| | STEP 2<br>胸部 | |

| 左側 | | 右側 |
|---|---|---|
| | STEP 3<br>肩の肢位 | |
| | STEP 4<br>腰椎，骨盤，股関節 | |
| | STEP 5<br>膝関節 | |

From J. Johnson, 2012, Postural assessment (Champaign, IL : Human Kinetics).

# Answers to Quick Questions

## 第1章

1. 姿勢に影響を及ぼす因子は，構造的または解剖学的，年齢，生理学的，病理学的，職業，趣味やレクリエーション，環境，社会的および文化的，気分や感情である．
2. 姿勢評価を行う理由は，情報の獲得，時間の節約，基準の確立，総合的な治療をすることである．
3. 姿勢評価が適切でない例は，不安そうにしているクライエント，痛み・疾患・不安定性のために立つことができないクライエント，評価の目的を理解していない，または姿勢評価を行うことに同意していないクライエント，異なる評価方法を行ったほうが良いクライエント（例えば，パーキンソン病や脳卒中）を治療する場合である．
4. ほとんどの症例において，姿勢評価を行う前に病歴を聞いておくことが重要なのは，姿勢評価が適切で安全であるかどうかに関する情報が得られるからである．
5. 身体のさまざまな部分や，それらがどのように互いに適合しているのかを分析する時に，クライエントの全体像をとらえることが重要なのは，すべての部位が相互作用しているからである．クライエントは「膝」や「肩」だけに言及されるのを嫌がるだろう．

## 第2章

1. 姿勢評価を実施する際に使用する便利な道具は，暖かい個室，全身が映る鏡，身体用ペン（拭き取るためのタオル），姿勢評価表，骨格標本である．
2. 後方からの姿勢評価をはじめる前に確認しておくと便利な骨のランドマークは，肩甲骨内側縁，肩甲骨下角，脊椎棘突起，肘頭，上後腸骨棘（PSIS），膝窩部，下腿後面正中線，アキレス腱正中線である．
3. 表2.1に記載されている質問は，いずれも姿勢評価の適切な出発点である．
4. 骨盤の正中位とは，後方からの観察では，左右の腸骨陵，左右の上後腸骨棘（PSIS）と左右の坐骨が同じ高さである状態であり，側方からの観察では，上前腸骨棘（ASIS）と恥骨がほぼ同じ面に位置している状態である．
5. 姿勢評価において考えられる禁忌は，痛みによる立位困難あるいは座位困難，低血圧，バランス能力が不十分なクライエントを評価することである．骨のランドマークに身体用ペンで印をつける際はアレルギーへの配慮が必要である．

## 第3章

1. 頸部を右に側屈させるのは，右側の胸鎖乳突筋と肩甲挙筋，斜角筋，僧帽筋上部線維である．
2. 肩周囲筋の萎縮の原因は，上肢の運動の制限と，例えば癒着性関節包炎（五十肩）などである．

3. 翼状肩甲骨は，しばしば肩甲骨の下角（そして，内側縁）が胸郭から離れて傾き，突出していることを述べるのに用いられる用語である．真の翼状肩甲骨は，前鋸筋または長胸神経の損傷を意味する．
4. 体幹の左側屈と左骨盤側方挙上は，左の腰方形筋の短縮を示唆する．
5. 一側の股関節が内旋している場合，または，一側の脛骨が大腿に対して内旋している場合，もしくはその両方の状況が存在する場合に，ふくらはぎの正中線は一側の下腿でより外側にみえるだろう．

## 第4章

1. 頭部前方位は，肩甲挙筋のような頚部の後方にある筋の緊張を増加させるかもしれない．そして，その結果，頚部，肩，上背部に痛みが生じるだろう．
2. 上腕骨が内旋している時に短縮する筋は，肩甲下筋と大円筋，大胸筋である．
3. 長時間，机に座ることや，運転することのように静的姿勢を保持することが，胸椎後弯の増加に関与する．
4. 骨盤が前傾する時，腰椎前弯は増加する．
5. 膝関節屈曲位で立っているクライエントは，ハムストリングスが短縮する可能性がある．

## 第5章

1. 鎖骨の角度の急な傾斜は，肩甲骨挙上を示し，これに関連している筋の緊張増加を示す．
2. 肘関節の正常な運搬角は，男性では5°，女性では10〜15°である．
3. 外反膝の一般的な名前は，X脚（knock kneed）である．内反膝の一般的な名前は，O脚（bow legged）である．
4. 立位ではわずかな脛骨外旋（外側脛骨捻転）がみられるだろう．
5. 肥満型の人は，一般にがっしりして，骨太であるといわれている．細長型の人は，骨と皮のように痩せており，のっぽであるといわれている．そして，中等大体格の人は，強健であり，筋骨たくましいといわれている．

## 第6章

1. 右側にオフィスのコンピュータを設置している場合，短縮または緊張が増加する頚部の筋は，左胸鎖乳突筋，右肩甲挙筋，右斜角筋である．
2. 一部の人は，車の窓枠の上または椅子の肘掛けに上肢をのせることによって，他動的に肩甲帯の挙上筋を短縮させる．
3. 一側下肢を組むことは，座位姿勢に伴う骨盤の前傾と腰椎の前弯の増加に対抗するためである．
4. 股関節屈筋群は，座位姿勢で常に短縮する．
5. クライエントが普通の椅子に座ると仮定すると（膝を伸ばした肢位ではなくて），膝窩筋を含む膝関節の後方の軟部組織は短縮位を保つ．

# 参考文献

Anderson J.E., ed. 1978. *Grant's Atlas of Anatomy*. Baltimore/London：Williams & Wilkins.

Cloward, R.B. 1959. "Cervical Diskography." *Annals of Surgery* 150：1052-1064.

Earls, J., and T. Myers. 2010. *Fascial Release for Structural Balance*. Chichester, UK：Lotus, and Berkeley, CA：North Atlantic Books.

Green, Walter B., and James D. Heckman, eds. 1993. *The Clinical Measurement of Joint Motion*. Rosemont, IL：American Academy of Orthopaedic Surgeons.

Hanchard, N., L. Goodchild, J. Thompson, T. O'Brien, C. Richardson, D. Davison, H. Watson, M. Wragg, S. Mtopo, and M. Scott. 2011. "Evidence-Based Clinical Guidelines for the Diagnosis, Assessment and Physiotherapy Management of Contracted (Frozen) Shoulder v.1.3, 'Standard' Physiotherapy." Endorsed by the Chartered Society of Physiotherapy.

Hertling, D., and R.M. Kessler. 1996. *Management of Common Musculoskeletal Disorders*. Philadelphia：Lippincott.

Johnson, G., N. Bogduk, A. Nowitzke, and D. House. 1994. "Anatomy and Actions of the Trapezius Muscle." *Clinical Biomechanics* 9：44-50.

Kendall, F. P., E.K. McCreary, and P.G. Provance. 1993. *Muscles Testing and Function*. Baltimore：Williams & Wilkins.

Kendall, H.O., F.P. Kendall, and D.A. Boynton. 1952. *Posture and Pain*. Baltimore：Williams & Wilkins.

Levangie, P.K., and C.C. Norkin. 2001. *Joint Structure and Function：A Comprehensive Analysis*. Philadelphia：Davis.

Magee, David J. 2002 *Orthopaedic Physical Assessment*. Philadelphia：Saunders.

Myers, T. 2001. "Psoas." *Massage and Bodywork*. February/March, April/May, June/July and August/September.

Schleip, R. 2008. *The Nature of Fascia* (DVD).

# 著者について

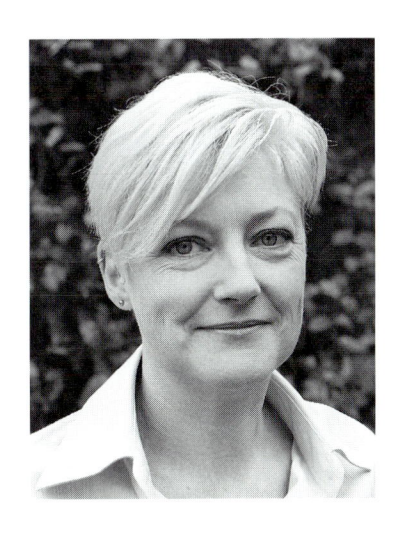

　Jane Johnson, MSc, はイングランドにあるロンドンマッサージカンパニーの共同責任者である．理学療法士とスポーツマッサージセラピストの資格をもち，長年，姿勢評価を実施してきた．

　ホリスティックセラピスト連盟（Federation of holistic therapists：FHT）の専門職継続開発（continuing professional development：CPD）ワークショップで姿勢評価を教えている．この経験によって，何千ものセラピストと接したことが今日に活かされている．また，英国で開催される統合医療とマッサージ博覧会（Massage Expo：CAM）のレギュラープレゼンターも務めている．

　英国理学療法士協会（Chartered society of physiotherapists）の正式な会員であり，Health professions council に登録されている．Institute of anatomical sciences の会員でもあり，筋骨格系の解剖学と質の高いセラピストの育成に深く関心をもっている．さらに感情と姿勢の関係にも興味をもっている．

　また，時間があれば，犬の散歩，ウィンチュン・カンフー（wing chun kung fu）の練習，美術館の鑑賞を楽しんでいる．ロンドン在住．

【監訳者略歴】

## 武田 功
- 1973年　国立身体障害者リハビリテーションセンター勤務
- 1974年　英国・ストークマンデビル病院に国費留学
- 1983年　京都大学医療技術短期大学部理学療法学科助教授
- 1994年　吉備国際大学保健科学部学部長・教授
- 2000年　吉備国際大学大学院保健科学研究科長・教授
- 2001年　川崎医療福祉大学大学院にて医療福祉学博士号
- 2002年　鈴鹿医療科学大学保健衛生学部理学療法学科長・教授
- 2006年　姫路獨協大学医療保健学部理学療法学科教授
- 2010年　金城大学医療健康学部理学療法学科学部長補佐・教授
- 2011年　宝塚医療大学学長
- 2016年　大阪人間科学大学人間科学部理学療法学科教授

## 弓岡光徳
- 1977年　九州工業大学工学部工業化学科卒業
- 1980年　九州リハビリテーション大学校卒業
  - 九州労災病院，ボバース記念病院，長行病院，誠愛リハビリテーション病院勤務を経験
- 2001年　佐賀大学大学院にて経済学修士号
  - 吉備国際大学保健科学部理学療法学科講師
- 2005年　吉備国際大学保健科学部理学療法学科助教授
  - 吉備国際大学大学院にて社会福祉学博士号
- 2006年　姫路獨協大学医療保健学部理学療法学科教授
- 2011年　宝塚医療大学理学療法学科教授
- 2014年　宝塚医療大学副学長
- 2016年　大阪人間科学大学人間科学部理学療法学科教授

---

セラピストのためのハンズ・オンガイド
姿勢アセスメント　　　　　ISBN978-4-263-21226-4

2014年6月5日　第1版第1刷発行
2017年1月10日　第1版第4刷発行

日本語版翻訳出版権所有

原著者　Jane Johnson
監訳者　武田　功
　　　　弓岡光徳
発行者　大畑秀穂
発行所　医歯薬出版株式会社
〒113-8612　東京都文京区本駒込1-7-10
TEL.(03)5395-7628(編集)・7616(販売)
FAX.(03)5395-7609(編集)・8563(販売)
http://www.ishiyaku.co.jp/
郵便振替番号 00190-5-13816

乱丁，落丁の際はお取り替えいたします．　　印刷・真興社／製本・愛千製本所
© Ishiyaku Publishers, Inc., 2014. Printed in Japan

本書の複製権・翻訳権・翻案権・上映権・譲渡権・貸与権・公衆送信権(送信可能化権を含む)・口述権は，医歯薬出版(株)が保有します．
本書を無断で複製する行為(コピー，スキャン，デジタルデータ化など)は，「私的使用のための複製」などの著作権法上の限られた例外を除き禁じられています．また私的使用に該当する場合であっても，請負業者等の第三者に依頼し上記の行為を行うことは違法となります．

JCOPY ＜(社)出版者著作権管理機構 委託出版物＞
本書をコピーやスキャン等により複製される場合は，そのつど事前に(社)出版者著作権管理機構(電話 03-3513-6969，FAX 03-3513-6979，e-mail：info@jcopy.or.jp)の許諾を得てください．